VIVRE
la
guérison
intérieure

Barbara Leahy Shlemon

VIVRE
la
guérison
intérieure

ANNE SIGIER

Médiaspaul reconnaît l'aide financière du Gouvernement du Canada par l'entremise du Programme d'aide au développement de l'industrie de l'édition (PADIÉ), du Conseil des Arts du Canada et de la Société de développement des entreprises culturelles du Québec (SODEC) pour ses activités d'édition.

Conseil des Arts du Canada   Canada Council for the Arts   Patrimoine canadien   Canadian Heritage   Société de développement des entreprises culturelles Québec

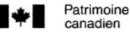

Éditions Anne Sigier est une marque de Médiaspaul Inc. depuis juillet 2009.

Données de catalogage avant publication (Canada)
Shlemon, Barbara Leahy
    Vivre la guérison intérieure
    Traduction de : Healing the hidden self
    Comprend des références bibliographiques.
    ISBN 978-2-89129-150-7
1. Morale pratique. 2. Guérison par la foi. 3. Prières. I. Titre.
BJ1581.2.S4414 1991   248,8'6   C91-096267-7

Titre original : *Healing the Hidden Self*
© Ave Maria Press, Notre Dame, Indiana, 1982

À moins d'indication contraire, les noms des personnes mentionnées dans les exemples de guérison intérieure ont été changés.

Composition et mise en pages : *Robert Charbonneau*
Dessin de la couverture : *Éric Sigier*
Traduction : *Gabrielle Ginanski*

ISBN 978-2-89129-150-7

Dépôt légal — 1^{ee} trimestre 1991
Bibliothèque et Archives nationales du Québec
Bibliothèque et Archives Canada

© 1991   Éditions Anne Sigier
            3965, boul. Henri-Bourassa Est
            Montréal, QC, H1H 1L1 (Canada)
            www.mediaspaul.qc.ca
            mediaspaul@mediaspaul.qc.ca

Tous droits réservés pour tous les pays.

Imprimé au Canada – Printed in Canada

Ce livre est dédié, avec toute ma reconnaisance, à mes parents, Margaret et Thomas Leahy, qui m'ont donné la vie, et qui m'ont appris à connaître Jésus Christ pour que je puisse avoir la vie éternelle. Un enfant peut-il recevoir un plus bel héritage de ses parents ?

Introduction

LA GUÉRISON INTÉRIEURE suscite actuellement un profond intérêt. D'innombrables livres, de nombreux débats lui ont été consacrés, mettant en lumière l'impérieuse nécessité pour chacun d'entre nous de recourir à cette prière en profondeur. Nous réalisons aujourd'hui que le souvenir douloureux de blessures psychologiques peut exercer une influence extrêmement négative sur nos vies et nous interdire d'atteindre l'équilibre émotif et la sainteté auxquels nous aspirons ardemment.

Saint Paul a écrit pour les Éphésiens une merveilleuse prière dans laquelle il adresse une supplique au Père : « Qu'Il daigne, selon la richesse de sa gloire, vous armer de puissance par son Esprit pour que se fortifie en vous l'homme intérieur, que le Christ habite en vos cœurs... » (Ep 3, 16-17).

Les Éphésiens avaient reconnu Jésus comme leur Sauveur et avaient été baptisés dans l'Esprit Saint. Néanmoins, saint Paul demandait à Dieu de fortifier en eux l'homme intérieur afin que Jésus soit présent dans tout leur être. Il reconnaissait le côté obscur de notre nature, la partie inconsciente de notre esprit qui doit être libérée si nous voulons vraiment ne faire qu'un avec le Christ.

Les psychologues recourent souvent à l'image de l'iceberg pour définir l'esprit humain. Tout comme seule une infime partie de l'iceberg émerge de l'eau, seule une faible partie de l'esprit humain – 10 pour cent environ – relève du domaine de la conscience. C'est la partie qui nous est perceptible. Il nous est impossible de garder une pleine conscience de tous les faits marquants de notre vie. C'est donc l'inconscient (subconscient) – englobant 90 pour cent de notre esprit – qui sera le dépositaire de tout ce qui peut nous arriver.

Les psychologues nous affirment que nous nous souvenons sans problème des faits heureux, mais que nous refoulons au plus profond de notre être les épisodes traumatisants de notre vie, dans un effort pour oublier ces expériences et la souffrance qui s'y rattache. Malheureusement, nous ne pouvons échapper à l'une des caractéristiques de l'inconscient : tout comme l'éléphant, *il n'oublie jamais rien*. Les blessures qui ne sont pas cicatrisées continuent à nous faire souffrir, et il nous faut beaucoup d'énergie et de volonté pour tenter de les oublier. Il arrive qu'en période de tension inhabituelle, nous ne soyons plus capables de maîtriser nos sentiments : nous « dramatisons » la situation, nous « perdons la tête » ou notre sang-froid. Les termes employés décrivent parfaitement le mécanisme agissant alors... et qui gaspille une grande quantité d'énergie intérieure.

La psychologie démontre que ces blessures peuvent aboutir à un comportement destructeur, par exemple l'alcoolisme, la toxicomanie, le libertinage, la gloutonnerie ou l'attachement démesuré au travail, vaines tentatives pour apaiser l'être intérieur dans l'espoir de soulager quelque peu la souffrance. Nous ignorons généralement la raison de cette tension perpétuelle dans notre vie, et, petit à petit, nous développons des habitudes qui nous permettent de la supporter. De nombreuses maladies psychosomatiques résultent de l'effort accompli par le corps pour solutionner ces problèmes de l'esprit.

Il va sans dire que nous ne pourrons jamais faire place à l'amour du Père dans nos cœurs tant que nous conserverons ces douloureux souvenirs et qu'il restera autant d'« ego » au fond de nous-mêmes. Par la prière de guérison intérieure, la force de Jésus Christ peut pénétrer au plus profond de notre esprit et rejoindre nos souvenirs douloureux, métamorphoser les ténèbres en lumière. Tout ceci est possible, car la mort et la résurrection du Seigneur ont tout préparé pour nous. Comme le prophétisait Isaïe :

> Or ce sont nos souffrances qu'il portait
> et nos douleurs dont il était chargé.
> Et nous, nous le considérions comme puni,
> frappé par Dieu et humilié.
> Mais lui, il a été transpercé à cause de nos crimes,
> écrasé à cause de nos fautes.
> Le châtiment qui nous rend la paix est sur lui,
> et dans ses blessures nous trouvons la guérison.
> (Is 53, 4-5)

Nous associons la mort du Christ au pardon de nos péchés, sans toutefois réaliser que sa mort a également effacé les offenses commises contre nous. Il a assumé nos souffrances et a porté nos peines sur la croix afin de nous libérer de ce cruel fardeau. Sa présence de ressuscité a éclairé les ténèbres de toute la terre et, par conséquent, tous les coins sombres de notre esprit.

Ceux dont l'enfance a été marquée par des abus physiques continuels ou la cruauté mentale, par la maladie chronique, par la mort d'un parent, par l'alcoolisme ou d'autres drames, n'auront aucune difficulté à reconnaître qu'ils ont absolument besoin d'une prière de guérison. Mais qu'en est-il des personnes issues de familles profondément bonnes, dont les parents ont fait de leur mieux pour prendre soin d'elles ? Chaque être humain a-t-il besoin d'une certaine guérison intérieure ?

Mes quinze années d'expérience dans le ministère de guérison m'ont convaincue que nous sommes tous, d'une façon ou d'une autre, entravés par les chaînes du passé. Nous vivons dans un monde encore imparfait, et souffrons des imperfections de ceux qui nous entourent. Aucun être humain n'a encore été capable de nous aimer totalement, et nous vivons donc des sentiments de rejet, de solitude et de souffrance si subtils que nous ne pouvons les reconnaître. Que nous les reconnaissions ou non, ces sentiments peuvent entraver notre évolution émotionnelle et spirituelle.

La foi en Jésus Christ n'est-elle pas suffisante pour répondre à ces exigences intérieures ? Nous ne pouvons prétendre à la guérison spirituelle qu'en acceptant Jésus comme le Seigneur et le Sauveur de notre vie ; le salut et la vie éternelle sont assurés par sa mort et sa résurrection. Toutefois, nous ne pouvons confier au Seigneur que les parties de notre être dont nous sommes conscients ; nous ne pouvons percevoir les zones de notre inconscient et nous ne savons pas toujours ce qui s'y cache. Le moi intérieur nous est inconnu, ce qui exige de notre part un réel acte de volonté pour inviter le Seigneur à purifier et à libérer cette partie de notre être.

Ceci nous aide à comprendre la prière de saint Paul aux Éphésiens et le passage suivant : « ...pour vous renouveler par une transformation spirituelle de votre jugement et revêtir l'Homme Nouveau, qui a été créé selon Dieu, dans la justice et la sainteté de la vérité » (Ep 4, 23-24).

Les chrétiens d'Éphèse connaissaient déjà Jésus Christ comme Seigneur et Sauveur ; pourtant, il leur manquait encore quelque chose avant de pouvoir être remplis de sa présence. Il nous faut un esprit libéré et une raison renouvelée afin que se réalise en nous la nouvelle création à laquelle Dieu nous appelle.

La guérison intérieure est un processus. L'on ne peut atteindre en nous les zones douloureuses par une simple prière, un exercice spirituel ou une technique de méditation. Le processus de guérison intérieure constitue un voyage accompli au cours de notre vie de chrétiens, au fur et à mesure que la lumière de l'amour du Seigneur nous envahit.

L'un de mes passe-temps favoris est la culture des roses de mon jardin. J'aime les regarder s'épanouir, ouvrant doucement leurs pétales un à un jusqu'à ce qu'elles deviennent de magnifiques spécimens de la création. Si j'essayais de forcer les pétales à s'ouvrir, les fleurs mourraient ; mais grâce au soleil, à l'eau et à la nourriture appropriés à leurs besoins, elles évoluent jusqu'à la perfection.

Il faut appliquer ces méthodes de patient jardinage à notre être intérieur. Essayer d'accélérer le processus nous fanerait et empêcherait notre épanouissement.

J'ai résisté plusieurs années durant à la tentation d'écrire un livre sur la guérison intérieure. Je ne voulais pas donner l'impression qu'une quelconque « méthode » puisse être la réponse complète à ce problème complexe. Notre Père est un créateur qui touche chacun d'entre nous par un amour à la fois unique et multiple. Une guérison peut s'accomplir par toutes sortes de moyens : les sacrements, la musique, la poésie, la lecture des Écritures et de livres de spiritualité. Une personne m'a raconté l'expérience qu'elle a vécue en regardant le film *The Turning Point*, film qui dépeint la relation de deux femmes éprouvant l'une envers l'autre des sentiments profonds de jalousie. Tandis que le film se déroulait, mon amie commença à y reconnaître une situation semblable à la sienne. Elle put alors admettre son besoin d'être guérie et, par la suite, elle se réconcilia avec l'autre personne. Dieu peut se servir de n'importe quel moyen pour nous amener vers la plénitude si nous acceptons de reconnaître nos blessures.

Pourquoi alors ai-je décidé d'écrire ce livre ? Parce que je crois que la plupart d'entre nous ont besoin d'être aidés au début du processus de guérison. Il ne nous est pas toujours possible de trouver un prêtre, un pasteur, un thérapeute ou un ami chrétien qui fassent la prière de foi avec nous. Chaque jour, je reçois des lettres de personnes désirant ce genre d'aide et, quand c'est possible, je les réfère à des personnes qualifiées résidant dans leur région. Heureusement, *The Association of Christian*

Introduction

Therapists [1] a grandement contribué à transmettre l'enseignement des principes de la prière de guérison à des centaines de professionnels de la santé, construisant ainsi un réseau grandissant de centres chrétiens de consultation à travers les États-Unis. Malheureusement, aucune organisation ne peut répondre à tous les besoins de guérison dans le monde d'aujourd'hui. Avec ce livre, j'espère contribuer à l'amélioration de la situation en fournissant des explications simples et des prières méditatives à ceux qui désirent une guérison intérieure.

Le fait de comprendre que la guérison est le processus de toute une vie doit nous aider à être patients avec nous-mêmes tout au long de cette démarche où nous laissons l'amour de Jésus nous guider doucement vers la lumière.

Chacun des chapitres suivants traitera d'une période spécifique de la vie, de la conception à l'âge adulte. On y présentera une courte description des problèmes psychologiques inhérents à chaque période de la vie, ainsi qu'une prière méditative permettant au lecteur d'ouvrir son cœur et son esprit à l'amour de Dieu. Évidemment, on ne peut énumérer tous les obstacles à l'évolution à chaque période de la vie. Ce livre ne cherche pas à communiquer tous les renseignements relatifs à la guérison intérieure ; il espère essentiellement faciliter l'entrée dans le processus de ceux qui ne savent pas par où commencer. Il n'est pas uniquement conçu pour être lu, mais bien pour être vécu.

---

[1] Association of Christian Therapists, 3700 East Avenue, Rochester, New York, 14618.

Chaque personne devrait aborder les différents niveaux de la guérison intérieure à son propre rythme, en tenant compte du fait que nous avons tous été créés uniques, et que le Seigneur agit différemment avec chacun d'entre nous. Il serait peut-être préférable de consacrer plusieurs jours ou plusieurs semaines aux premières étapes de la vie – la période prénatale, la naissance, la petite enfance – puisque ces années de formation exercent une influence particulièrement profonde sur notre développement. Il est aussi recommandé d'avoir recours à toutes les sources de grâce dont nous pouvons bénéficier, que ce soit les sacrements, la lecture de la Parole ou les offices religieux.

Il peut être très utile aux fidèles de recevoir l'Eucharistie dans un but spécifique de guérison. Chaque fois que les catholiques participent à la messe, ils s'approchent de l'autel en disant : « Seigneur, je ne suis pas digne de te recevoir, mais dis seulement une parole et je serai guéri. » Chaque messe est en fait une rencontre de guérison où nous pouvons recevoir le Corps et le Sang de Jésus pour restaurer notre corps, notre âme et notre esprit. Lorsque nous recevons son Corps ressuscité, nous pouvons le prier d'apporter la vie à ces parties de nous-mêmes qui en ont besoin, selon sa parole :

> De même que le Père, qui est vivant, m'a envoyé et que je vis par le Père, de même celui qui me mange, lui aussi vivra par moi.
>
> (Jn 6, 57)

Quand nous recevons Jésus, il nous communique sa *vie*, très intimement et très profondément. Nous pouvons lui demander de donner vie à notre moi intérieur, d'éclairer les recoins obscurs de notre esprit par la lumière de son amour, et de nous donner la force de continuer à Le chercher dans toutes nos démarches.

Nous pouvons aussi recevoir de nombreuses grâces lorsque nous obtenons le pardon de nos péchés par le <u>sacrement de réconciliation</u> (confession). De nombreux conseillers professionnels m'ont fait remarquer qu'un de leurs problèmes majeurs est de <u>savoir comment se comporter</u> face au sentiment de <u>culpabilité</u> – réel ou imaginaire – de leurs patients. L'esprit humain implore le pardon et la purification :

> ... car mon péché, moi, je le connais,
> ma faute est devant moi sans relâche ;
> contre toi, toi seul, j'ai péché,
> ce qui est coupable à tes yeux, je l'ai fait.
>
> (Ps 51, 5-6)

Psychiatre reconnu, fondateur de la Clinique Menninger de Topeka (Kansas), le docteur Karl Menninger est l'auteur d'un livre au succès retentissant, intitulé *Whatever became of sin ?* (Qu'est-il advenu du péché ?). Il y traite de l'épidémie de violence qui bouleverse le monde d'aujourd'hui, et qui serait due au refus de la société d'admettre l'existence du péché social et personnel. Le docteur Menninger écrit :

> Il arrive que le besoin très répandu de l'aveu direct, de la reconnaissance de culpabilité et de la confession (du péché) soit parfois mis en lumière par l'éclosion de quelque nouvelle secte enseignant que la communication et la révélation font partie de l'épanouissement personnel. Ces sectes sont souvent éphémères, car les solutions qu'elles proposent sont

superficielles. Elles n'en demeurent pas moins populaires, car les sentiments de culpabilité non avouée sont difficiles à assumer. Ils doivent absolument être confessés à quelqu'un !

Et l'homme d'Église est ce « quelqu'un » très spécial ; il occupe une place spéciale, il jouit d'une autorité spéciale. Pas seulement parce qu'il est un « homme de Dieu ». Si le pasteur dit : « Ceci est un péché », nous acceptons généralement sa décision. Que l'acte soit criminel ou pas, symptomatique ou pas, le pasteur l'a déclaré péché, et le salaire du péché, c'est la mort. Mais il existe une solution : la pénitence, la confession, la restitution, l'expiation. Alors, on ressent immédiatement un allègement du sentiment de culpabilité.

La conscience de l'homme peut être comparée à la police : nous pouvons y échapper, la museler, la droguer ou la soudoyer, mais nous en subirons un jour les conséquences !

Aucun psychiatre ou psychothérapeute, quel que soit le nombre de ses patients, n'a autant de possibilité que le pasteur de soigner les âmes et guérir les esprits. Le pasteur a de plus la merveilleuse opportunité de faire beaucoup pour prévenir le développement de l'anxiété chronique, de la dépression et d'autres maladies mentales, ce que peu de psychiatres peuvent faire [2].

Voici plusieurs années, le Père Michael Scanlan a écrit un petit livre intitulé *The power in Penance* [3] (La puissance du sacrement de pénitence), qui a radicalement transformé la façon dont beaucoup de prêtres catholiques administrent ce sacrement. Il y déclare :

---

[2] *Whatever became of sin ?*, Hawthorne Books Inc., New York, 1973.
[3] Ave Maria Press, Notre Dame, Indiana, 1972.

Introduction

Dans l'histoire du sacrement de pénitence, on trouve une solide tradition qui voit dans la confession une thérapie et une guérison, et où le prêtre joue le rôle de « médecin de l'âme », de « docteur spirituel pour la guérison des blessures ». Elle trouve son origine dans l'Église primitive et la pratique de la confession en tant que direction spirituelle par un saint homme, ordinairement un moine, mais pas nécessairement un prêtre. L'Église a toujours enseigné que le sacrement octroie la guérison et des forces renouvelées, sous forme de grâces actuelles.

Le Père Scanlan propose une approche nouvelle du sacrement, qui permet au pénitent d'identifier des épisodes de sa vie qui interdisent ou entravent l'épanchement de l'amour de Jésus. Le prêtre et le pénitent prient ensemble et demandent au Seigneur de leur révéler tout obstacle au progrès de la vie en Dieu. Par le discernement que donne la prière et par l'échange, le pasteur invite le pénitent à regarder au-delà du péché actuel, afin de découvrir le problème situé à la base, dont l'origine se retrouve souvent dans le passé, dans des expériences traumatisantes de rejet et de manque d'amour.

En plus de ces sources de grâce, la présence régulière aux offices religieux et aux rencontres de prière nous permet de prendre contact avec la communauté chrétienne et peut s'avérer une aide considérable dans le processus de guérison intérieure. Le culte public nous aide à prendre conscience que nous appartenons à une famille spirituelle, présidée par le Père céleste qui nous aime plus que nous ne pourrions jamais l'imaginer. Apprendre à entrer en relation avec nos frères et sœurs « dans le Seigneur » peut nous apporter le support nécessaire à notre effort continuel pour marcher dans les pas de Jésus.

On a dit que le plus long des voyages autour du monde commence par un tout premier pas. Je prie pour que les chapitres suivants permettent au lecteur de commencer le pèlerinage qui leur offrira « la vie abondante » promise par le Seigneur.

Note aux parents

Il me semble important de m'adresser aux parents qui lisent ce livre. Il est naturel de vouloir évaluer nos aptitudes à élever un enfant, lorsque nous prenons conscience que les innombrables expériences vécues entre la conception et l'adolescence peuvent terriblement affecter l'existence d'une personne. La plupart des parents essaient sincèrement d'offrir à leurs enfants les conditions les plus favorables à leur croissance. Ils se sentent donc coupables en réalisant leurs imperfections et leurs manques.

Ce livre ne se veut pas une condamnation, mais un message d'espoir pour chacun d'entre nous. Parents de cinq enfants adultes, mon mari Ben et moi sommes douloureusement conscients des insuffisances qui ont été les nôtres dans leur enfance, lors de leur développement ; mais la prière pour la guérison intérieure nous a permis de voir la lumière de la présence de Dieu suppléer à nos manques, par sa plénitude. Nous avons intercédé pour nos enfants, demandant à Jésus de retourner à ces moments où nous avons manqué de bonté, de douceur et d'amour, et nous avons accueilli le pardon du Seigneur pour notre conduite. Nous avons souvent prié avec l'un ou l'autre de nos enfants, évoquant des souvenirs précis de traumatismes dont ils avaient souffert ; mais, généralement, les besoins spécifiques ont été portés à l'attention du Seigneur et lui ont été confiés.

Notre Père céleste n'a jamais exigé que nous soyons des parents parfaits. Si nous parvenions à tout faire pour nos enfants, sans manque d'aucune sorte, nous serions des dieux à leurs yeux et ils ne chercheraient donc jamais à découvrir par eux-mêmes le vrai Dieu. Ce sont les zones vides, douloureuses, de notre être qui nous poussent finalement dans les bras aimants de Jésus, qui seul peut combler tous nos désirs.

Si la lecture de ce livre vous permet de réaliser que vos comportements n'ont pas toujours été source de vie pour votre enfant, invitez Jésus à adoucir ces souvenirs ; accueillez son pardon pour vous et abandonnez-vous à ses soins. La lumière qu'il nous offre aujourd'hui ne doit pas être retournée vers notre vie pour nous accabler d'une condamnation, mais doit être la lumière « qui dirige nos pas sur le chemin de la paix » (Lc 1, 79).

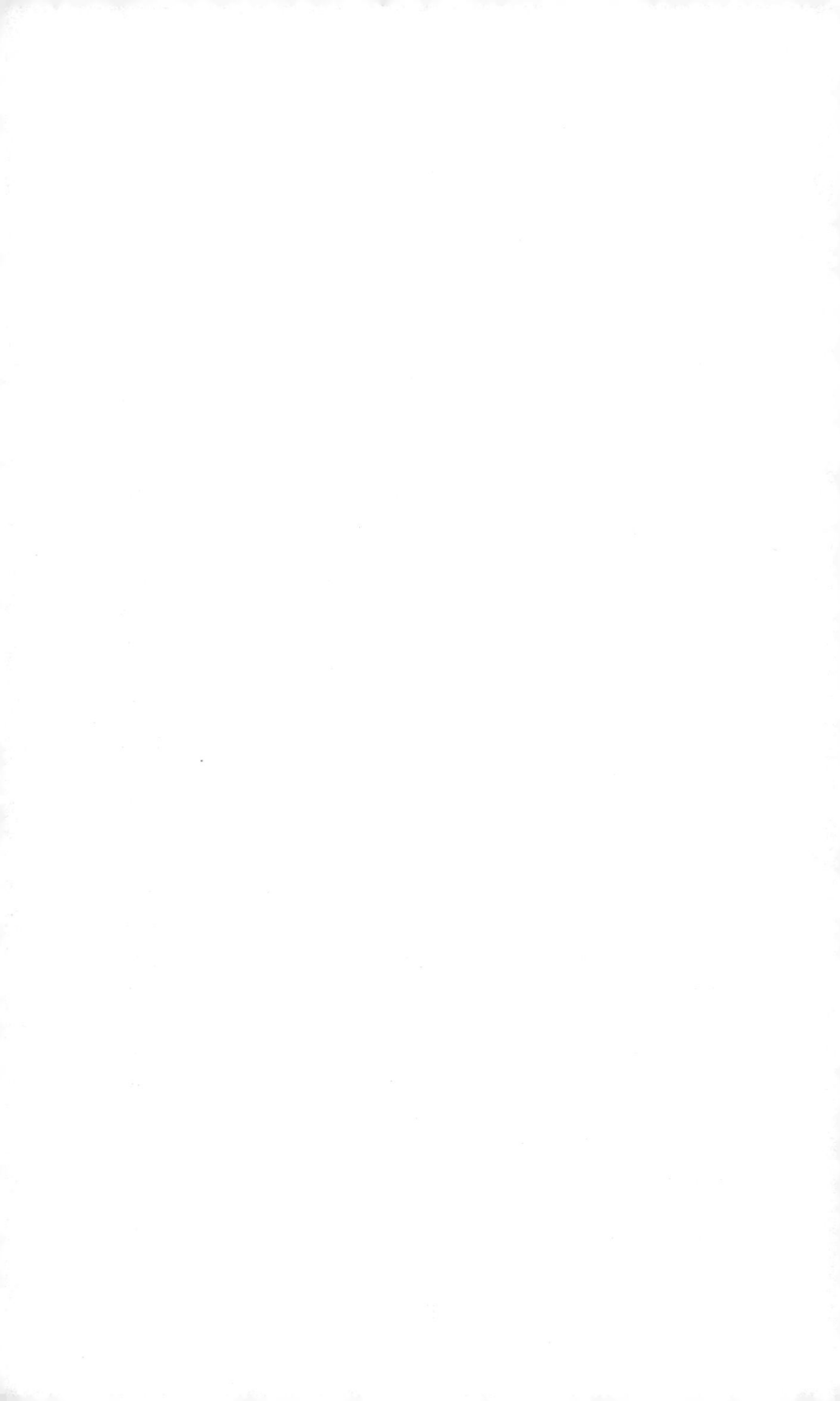

1
Préparation

Personne ne part en voyage sans d'abord se livrer à quelques préparatifs. Puisque nous n'avons pas de cartes routières pour nous guider, nous devons nous confier à l'Esprit Saint qui nous conduira à la vérité (Jn 16, 13), car c'est lui qui nous guidera vers la vérité au sujet de notre vie.

Pour ce pèlerinage intérieur, notre compagnon de route est Jésus Christ, la Lumière du monde, le Consacré, le Guérisseur. C'est « par lui que tout a été fait » (Jn 1, 3) ; il est le seul qui puisse véritablement répondre à notre désir de liberté. Il nous a dit qu'une partie de sa mission était d'« annoncer aux captifs la délivrance » (Lc 4, 18), la libération de chaque dimension du corps, de l'âme et de l'esprit.

Avant la mort et la résurrection de Jésus, toute l'humanité était spirituellement prisonnière du Malin, notre vieil ennemi, « le persécuteur » qui nous accuse « jour et nuit devant notre Dieu » (Ap 12, 10). Nous étions incapables de nous libérer du poids du péché et de la mort en dépit de notre volonté de mener une vie exemplaire en respectant les prescriptions de la loi. Jusqu'à sa libération par Jésus, l'humanité ne pouvait s'ouvrir à l'espoir, à la joie ou à la paix car elle portait un terrible fardeau de ténèbres spirituelles.

Juste avant sa mort, Il a prié :

Père, l'heure est venue :
glorifie ton Fils afin que ton Fils te glorifie
et que, selon le pouvoir que tu lui as donné sur toute chair,
il donne la vie éternelle à tous ceux que tu lui as donnés.
Or, la vie éternelle, c'est qu'ils te connaissent,
toi, le seul véritable Dieu,
et celui que tu as envoyé, Jésus Christ.

(Jn 17, 1-3)

La guérison intérieure commence lorsque nous admettons qu'il nous est impossible de nous perfectionner malgré tous nos efforts, admettant enfin que la véritable libération ne peut s'obtenir qu'en acceptant Jésus Christ comme Sauveur et Seigneur.

Les hommes d'aujourd'hui cherchent désespérément à répondre à la question : « Qui suis-je ? » Les librairies regorgent de volumes traitant de l'amélioration de soi, promettant bonheur, prospérité, une santé parfaite et la disparition du stress. À condition de suivre les simples directives de l'auteur et d'apprendre à connaître notre « moi ». Mais la Bible, qui est la Parole vivante du Père, nous présente un message d'une toute autre dimension, car elle nous révèle *à qui* nous appartenons. Dès que cette vérité s'établit dans nos cœurs, la recherche de notre identité est accomplie : « Je suis un enfant du Père céleste » quand je cesse d'essayer de me perfectionner moi-même et que j'appelle Jésus dans ma vie. Cette guérison de notre esprit est le don le plus précieux dont Dieu nous gratifie, la réponse à toutes nos quêtes de bonheur, la véritable joie de la vie éternelle !

La prière de guérison intérieure nous permet d'étendre cette guérison spirituelle à tout notre être.

Préparation

Souvent nous sommes conditionnés à ne voir que les aspects négatifs de notre nature et, même si nous avons accepté Jésus Christ comme Seigneur, nous nous débattons constamment contre la conviction que nous sommes de peu de valeur et méprisables. Tout au long de notre existence, de la conception jusqu'à la mort, ceux et celles qui partagent notre vie nous renvoient l'image qu'ils ont de nous. Leurs paroles, actions et sentiments déterminent notre personnalité en forgeant une image de ce que nous sommes. Quand leurs jugements sont positifs et valorisants, nous pouvons croire que nous sommes des individus de valeur, aptes à donner et à recevoir l'amour de Dieu et des autres. Quand leur perception est négative et critique, nous l'acceptons comme l'image véritable de ce que nous sommes et nous en souffrons beaucoup intérieurement.

Il est donc nécessaire de renouveler notre moi intérieur en lui communiquant des vérités positives, vivifiantes, afin que, dans la vie quotidienne, nous puissions expérimenter « la vie abondante ». Lire les Écritures et permettre à la Parole de Dieu de pénétrer l'épaisse confusion qui nous habite à propos de notre véritable identité peut grandement faciliter le processus de guérison intérieure. Puisque la Bible est la Parole de Dieu, elle devient une riche source de vie harmonieuse à mesure que nous permettons à son message de pénétrer au fond de notre cœur. On trouvera en appendice une liste de versets de l'Écriture susceptibles de fournir les données appropriées à l'ordinateur qu'est notre subconscient.

Il peut être bénéfique de lire de tels versets à haute voix pour nous-mêmes, à divers moments de la journée ; mais plus spécialement au réveil et juste avant de s'endormir. Lorsque nous dormons, notre esprit conscient est au repos, ne présentant ainsi aucun obstacle au flux de la lumière divine en notre inconscient qui demeure très actif au cours de notre sommeil. (Les rêves offrent une preuve certaine de cette affirmation.)

Il est essentiel d'inviter Jésus à nous accompagner au cours de ce voyage intérieur, car Lui seul protège contre les ruses du Malin et nous empêche d'être accablés par trop de choses à la fois. Ceux qui pénètrent dans leur intérieur profond au moyen de drogues, du contrôle de la pensée, de l'hypnotisme ou d'autres formes plus ou moins violentes de psychothérapie, sont souvent submergés par le monde spirituel. Jésus nous a dit : « Je suis la porte. Qui entrera par moi sera sauvé ; il entrera et sortira et trouvera sa pâture » (Jn 10, 9). Avec Jésus comme Bon Pasteur qui veille sur nous, nous n'avons pas à craindre d'être accablés par trop de souffrances ou par de trop nombreux souvenirs traumatisants. Si nous l'invitons à être notre compagnon de route, tout au long du processus de notre guérison intérieure, sa présence nous protégera contre toutes les attaques des esprits mauvais.

Par conséquent, chaque prière de guérison intérieure devrait commencer en invitant Jésus à nous accompagner dans notre passé. Il était là lorsque nous avons vécu ces situations douloureuses, mais notre âme n'était pas suffisamment en éveil pour percevoir sa présence. Ceux qui ont une imagination active peuvent se représenter Jésus leur apportant la lumière de son amour, mais cela n'est pas nécessaire pour être guéri. L'important, c'est l'attitude du cœur et l'abandon total de notre volonté à la sienne, lorsque nous acceptons de nous remettre tout entiers entre ses mains.

Il nous faut découvrir la véritable personne qui sommeille parfois en nous, comme la Belle au Bois dormant attendant le baiser du Prince pour renaître à la vie. C'est alors seulement que nous pourrons commencer à réaliser notre potentiel spirituel et assumer notre rôle de co-héritiers avec Jésus Christ dans le Royaume de notre Père. Nos cœurs seront prêts à accepter cette vérité : « Mais vous, vous êtes une race élue, un sacerdoce royal, une nation sainte, un peuple acquis, pour proclamer les louanges de Celui qui vous a appelés des ténèbres à son admirable lumière » (1 P 2, 9).

Prière

Seigneur Jésus Christ, je t'invite à m'accompagner dans ce voyage au plus profond de moi, et à répandre la lumière de ton amour dans tout mon être. Par ton très précieux Sang, protège-moi des ruses du Malin ; entoure-moi de tes saints Anges et permets que ton Esprit Saint soit mon guide.

Seigneur Jésus, j'ai essayé souvent de me sauver par moi-même, mais je reconnais l'inutilité de tels efforts. Toi seul peux m'apporter la liberté spirituelle, parce que tu es « le Chemin, la Vérité et la Vie » (Jn 14, 6). Nul ne peut aller au Père que par Toi.

Jésus, pardonne-moi tous mes péchés et viens en mon cœur au moment où je remets ma vie entre tes mains. Je te cède ma volonté, mon esprit, mon corps et mon âme, et je t'accepte comme mon Sauveur et mon Seigneur.

Daigne m'accorder le privilège de me voir par tes yeux, pour que je puisse vraiment découvrir à qui j'appartiens. Aide-moi à croire que je suis un enfant du Père, en relation intime avec Lui qui m'a donné la vie.

Mon cœur cherche à résister à cet amour qui nous comble parce que je suis douloureusement conscient de mon indignité. Fais-moi la grâce de voir que, malgré mes faiblesses, l'Amour du Père m'inonde – non pas mon amour pour Dieu, mais l'Amour de Dieu pour moi quand Il a envoyé son Fils comme victime pour effacer mes fautes (1 Jn 4, 10).

Jésus, commence le processus de guérison qui me rendra capable d'accepter vraiment ma rédemption. Dissipe les noirs souvenirs qui ont obstrué ma vue. Permets que le renouvellement de mon esprit m'apporte une conscience profonde de l'intimité que je partage avec Toi. Je veux te croire lorsque tu dis : « Je vous appelle amis, parce que tout ce que j'ai entendu de mon Père, je vous l'ai fait connaître » (Jn 15, 15).

Libère-moi de tout souvenir inconscient qui pourrait empêcher l'abandon total à ton amitié.

Entre tes mains, je remets mon âme, mon esprit et mon corps. Comble-moi de tout ce qui m'est nécessaire pour que je puisse demeurer toujours en ta présence.

Amen.

2
La période prénatale

« POURQUOI aurais-je besoin d'être guéri pour le temps passé dans le sein de ma mère ? Avant la naissance, nous ne sommes rien d'autre qu'un parchemin vierge ! », affirmait un homme qui participait à l'un de nos ateliers de guérison. Jusqu'à ces derniers temps, on croyait généralement que la théorie de la *tabula rasa* de John Locke était exacte. Les enfants étaient censés venir au monde aussi intacts que des pages blanches.

La médecine moderne, cependant, semble vouloir prouver que cette théorie est erronée. De nombreux chercheurs travaillant en milieu hospitalier ou en laboratoire ont découvert que l'enfant, dans le sein de sa mère, est déjà un être d'une grande complexité. Selon le pédiatre T. Barry Brazelton, du Children's Hospital Medical Center de Boston, dès le sixième mois de sa gestation le fœtus possède sans nul doute possible une sensibilité très développée. Quand une femme enceinte (portant une ceinture abdominale pour mesurer les réactions du fœtus) entre dans une salle vivement éclairée et bruyante, le fœtus s'agite soudain. Par contre, les lumières et les sons doux semblent le calmer [1].

Le magazine *Psychology today* a publié en mai 1981 un article traitant de la psychologie prénatale, citant le travail du psychiatre Lester Sontag, du Fels

---
[1] Cf. le magazine *Newsweek*, janvier 1981.

Research Institute de Yellow Springs (Ohio). Les recherches que le docteur Sontag a menées durant trente années sur le développement humain, de l'embryon à l'âge adulte, l'ont convaincu que « les émotions maternelles éprouvées durant la grossesse ont un impact à la fois immédiat et à long terme sur l'enfant ». Il signale les nombreuses difficultés à recueillir les données nécessaires pour prouver sa théorie, car une foule de facteurs influencent la vie utérine. Quoi qu'il en soit, les preuves à l'appui de sa théorie s'accumulent rapidement.

La grande quantité d'informations concernant la psychologie du fœtus a engendré la création de la *International Society for the Study of Prenatal Psychology*, sise en Autriche, de même qu'une nouvelle revue internationale appelée *Early Human Development*, qui traite de la continuité entre la vie fœtale et la vie postnatale. Les psychologues découvrant enfin son importance, l'on commence à s'intéresser sérieusement à cette période du développement humain trop longtemps négligée.

Le docteur Justin Call, chef de psychiatrie infantile à l'Université de Californie, déclarait récemment : « À la naissance, l'enfant a déjà une bonne expérience de l'ensemble des interactions étroites qui existent entre lui-même, sa mère et le placenta, et qui relèvent à la fois de la physiologie et de la psychologie [2]. » Les recherches menées à l'université ont démontré qu'un enfant de six mois pouvait se sentir déprimé suite, par exemple, à la séparation permanente d'avec sa mère.

---

[2] Cf. l'article de Dava Sobel dans le *New York Times*, mars 1980.

Dans la période suivant la conception, le cerveau se développe plus rapidement qu'à n'importe quelle autre période de la vie, atteignant les trois-quarts de sa taille adulte dès l'âge de deux ans. On croit que ce développement extrêmement rapide du système nerveux a un effet déterminant sur toute la vie de la personne et explique l'importance des expériences précoces. Une sensibilité aiguë fait paraître les situations négatives plus douloureuses qu'elles ne le sont en réalité, déformant la perception des événements et en faussant la compréhension. Voilà l'une des raisons pour laquelle la prière de guérison intérieure peut se révéler si bénéfique. Elle nous libère de la compréhension faussée des souvenirs de notre passé, pour nous permettre une plus juste évaluation de notre relation avec nos parents. Ce type de guérison peut également offrir une meilleure base pour prendre contact avec la présence de Dieu dans notre vie, puisqu'elle nous rend plus ouverts à son amour.

Maintes et maintes fois, j'ai prié avec des personnes que tourmentaient des craintes irrationnelles, des culpabilités, des colères ou des chagrins et je me suis sentie poussée par l'Esprit Saint à demander à Jésus de toucher de sa grâce la période de leur développement prénatal. Parfois, certaines se sont rappelé les traumatismes vécus par leur mère durant sa grossesse, qui avaient amené l'enfant à vivre lui-même la souffrance, le chagrin, la honte ou la colère ressentis par la mère. Parfois, ces patients avaient été avertis de ces épisodes au fil des années, par leur mère ou d'autres parents. Mais, tout aussi souvent, même s'ils ne sont pas tout à fait conscients d'un traumatisme psychologique, ils ressentent après la prière un sentiment de libération, de réconfort et de paix. Cette libération leur permet souvent d'apporter plus d'ordre et d'équilibre à des aspects de leur vie qui avaient résisté à toute discipline.

De nombreux livres traitent aujourd'hui de la psychologie prénatale, la plupart ayant pour auteurs des personnes qui pratiquent diverses formes d'hypnotisme pour aider les gens à régresser jusqu'au stade du fœtus, en utilisant le LSD ou la thérapie primale pour investiguer sur la période prénatale. Ces méthodes peuvent s'avérer extrêmement dangereuses, car elles ne fournissent pas la protection surnaturelle nécessaire à la pénétration de la région inconsciente de l'être. Ainsi que nous l'avons déjà mentionné auparavant, la seule façon sûre pour y accéder est par Jésus Christ, avec la puissance de l'Esprit Saint. Le Seigneur soigne nos blessures avec douceur, sans l'aide de drogues ou de stimulation extérieure censées provoquer la « guérison ».

L'homme qui exprimait son scepticisme face à la prière de guérison pour la période prénatale a trouvé la réponse à ses questions. Au cours de l'atelier de l'après-midi, nous avons amené le groupe à faire une prière méditative spécifiquement destinée à cette période. Malgré ses doutes, il a consenti à participer à cette prière, « juste au cas où ce serait bénéfique ». Plus tard, il a décrit son expérience :

> J'ai senti que Jésus me ramenait à la période précédant ma naissance, et j'ai alors pris conscience des profonds sentiments de colère et de rancune que je ressentais envers ma mère, sentiments que je n'avais jamais identifiés avant. J'ai demandé à Jésus de me révéler la source de ces émotions : j'ai alors pu

entendre la voix de ma mère qui disait : « Durant toute ma grossesse de Danny, j'ai espéré une petite fille. » Soudain, j'ai réalisé que l'attitude de ma mère avait constitué pour moi un rejet dès le début de ma vie. Il n'est donc pas étonnant que j'aie eu des problèmes de communication avec les femmes, et que j'aie éprouvé cette confusion au sujet de ma sexualité. J'ai demandé au Seigneur de me guérir de cette blessure et j'ai immédiatement ressenti des ondes de lumière qui m'envahissaient. Il m'a semblé qu'il me disait : « C'est bien que tu sois un homme. » Je me suis mis à pleurer de joie : pour la première fois de ma vie, je pouvais enfin m'accepter tel que j'étais.

Ceci n'est qu'un exemple parmi les centaines que j'ai entendus au cours des ans. Une telle expérience rend lumineuses les paroles du psaume :

C'est toi qui m'as formé les reins,
Qui m'as tissé au ventre de ma mère ;
Je te rends grâce pour tant de prodiges :
Merveille que je suis, merveille que tes œuvres.
(Ps 139, 13-14)

Le Seigneur est présent à chaque stade de notre développement, il peut transformer tout obstacle psychologique en une source de vie nouvelle.

Il nous est parfois nécessaire d'être guéris de souffrances vécues dès le premier instant de notre existence sur terre, celui de notre conception. Je ne doute absolument pas que la vie commence par la pénétration du spermatozoïde dans l'ovule, car j'ai prié pour de nombreuses personnes dont les problèmes émotionnels ont pratiquement disparu lorsque nous avons demandé à Dieu de supprimer les aspects négatifs – tels l'illégitimité ou le viol – associés à leur conception.

Il semble que toute crainte ressentie durant la grossesse peut engendrer une peur, une anxiété capables de marquer définitivement un être humain. La crainte d'une fausse couche, de la mort d'un enfant, peut transmettre au fœtus un message de « peur de la mort » ; il risque de souffrir de cette anxiété une fois adulte. Une thérapie peut permettre d'identifier cette peur, mais pour en être complètement libéré, il faut être guéri par l'amour de Jésus Christ.

Une de mes premières expériences de ce genre de prière concernait le bébé adopté par des amis du voisinage. La mère avait remarqué que le petit garçon réagissait anormalement lorsqu'elle le caressait ou le prenait dans ses bras : la plupart du temps, il devenait rigide et serrait les poings. Il rejetait toute nourriture et, dès l'âge de trois semaines, éprouvait de sérieux problèmes de digestion qui nécessitèrent son hospitalisation. Les parents me demandèrent de prier auprès de lui après qu'on eut confirmé par rayons-X le diagnostic de sténose du pylore (fermeture de la valve ouvrant sur l'estomac) et qu'on envisageait de l'opérer.

J'étendis les mains sur l'enfant dont le corps était de toute évidence extrêmement tendu, et je demandai au Seigneur de le guérir de ses symptômes physiques. J'ai senti l'Esprit Saint me pousser à prier pour la période prénatale de l'enfant, particulièrement pour la peur et la culpabilité qu'avait ressenties sa mère naturelle. Tout ce que nous savions à son sujet était qu'elle n'était pas mariée ; il était donc raisonnable d'imaginer qu'elle avait connu beaucoup d'anxiété durant sa grossesse. Je demandai à Jésus d'effacer les blessures infligées au bébé par la souffrance de sa mère ; l'enfant commença alors à se détendre, puis s'endormit paisiblement. L'intervention chirurgicale fut annulée dès qu'il put se nourrir, et sa mère remarqua que l'enfant réagissait beaucoup mieux aux marques d'affection.

J'ai souvent prié avec des personnes dont la mère avait songé à l'avortement. Conscientes ou non des pensées de leur mère, elles ont ressenti, tout au long de leur vie, un obstacle à leur relation mère/enfant, un manque de confiance ou une peur irrationnelle.

Il semblerait que le fœtus soit également très sensible aux sentiments du père et qu'il perçoive les réactions de celui-ci durant la grossesse. Si le père accueille cette nouvelle vie et a hâte à la naissance, l'enfant se sentira en sécurité et protégé. Mais si le père rejette la mère ou l'enfant, ou les deux à la fois, l'enfant peut en venir à se déprécier, à éprouver des sentiments d'infériorité et de manque d'estime de soi.

Deux chercheurs finlandais, Matti Huttenen et Pekka Niskanen, ont démontré que l'absence du père durant la période prénatale peut ultérieurement engendrer des problèmes psychologiques. Ils ont établi une comparaison entre deux groupes ; le premier était constitué de personnes dont le père était mort avant leur naissance ; le second rassemblait celles dont le père était mort au cours de leur première année d'existence (la plupart des pères en question ont perdu la vie durant la seconde guerre mondiale). En comparant les résultats, ils constatèrent deux fois plus de désordres psychologiques et de comportement chez les personnes du premier groupe, ce qui établissait une corrélation étroite entre le support émotionnel offert par le père au cours de la période prénatale et le bien-être émotionnel de la mère et de l'enfant.

Toute violence subie par la mère durant sa grossesse, qu'elle soit physique ou verbale, est probablement ressentie par l'enfant comme étant aussi dirigée vers lui, puisqu'il ne perçoit pas de séparation entre sa mère et lui-même.

Un conseiller chrétien m'a raconté sa prière avec une femme dont le père, un alcoolique, battait régulièrement son épouse et ses enfants lorsqu'il était ivre. Elle grandit dans cette atmosphère hostile et se maria très jeune pour fuir la maison. Comme c'est souvent le cas, l'homme qu'elle avait épousé était également brutal et il devint de plus en plus évident qu'elle devrait se séparer de lui avant qu'il ne la tue. Il fallut des mois de thérapie et de prières avant qu'elle ne trouve la force morale d'accomplir ce pas. Il me dit que la transformation s'opéra lorsqu'ils eurent prié pour la période qu'elle avait passée dans le sein de sa mère. « Comme nous demandions à Jésus de l'envelopper de son amour protecteur et de s'interposer entre sa mère enceinte et son père violent, elle réalisa que le Seigneur recevait les coups à la place de sa mère. Le passage de l'Écriture qui dit : " ... par ses blessures, nous avons été guéris ", frappa son esprit. Elle devint consciente du fait que Jésus avait accepté d'être lui-même battu durant sa passion pour qu'elle puisse être libérée. Ce fut un moment extraordinaire de grâce qui lui apporta beaucoup de sérénité. »

Il semble que l'esprit humain soit extrêmement sensible aux attitudes et aux sentiments des autres. Le fœtus qui se développe dans le sein de la mère n'est pas seulement une masse de protoplasme, mais une forme de vie d'une sensibilité incroyable. Comment expliquer autrement le récit évangélique de la visite de Marie, la mère de Jésus, à sa cousine Élisabeth ? Marie en est au tout début de sa grossesse, probablement dans les toutes premières semaines, tandis qu'Élisabeth en est à son sixième mois. Toutefois, Jean le Baptiste s'avère déjà capable de reconnaître le Seigneur et de réagir à sa présence.

> Et il advint, dès qu'Élisabeth eut entendu la salutation de Marie, que l'enfant tressaillit dans son sein et Élisabeth fut remplie d'Esprit Saint. Alors elle poussa un grand cri et dit : « Bénie es-tu entre les femmes, et béni le fruit de ton sein ! Et comment m'est-il donné que vienne à moi la mère de mon Seigneur ? Car, vois-tu, dès l'instant où ta salutation a frappé mes oreilles, l'enfant a tressailli d'allégresse en mon sein. »
>
> (Lc 1, 41-44)

La manière dont Élisabeth interprète la réaction de son enfant pourrait nous apparaître simpliste d'aujourd'hui ; pourtant, il faut reconnaître qu'elle ne disposait d'aucun indice lui permettant de deviner l'état de Marie. Seule la révélation divine, provoquée par la réaction de Jean, lui avait permis de réaliser cette découverte. D'une certaine manière, ces deux enfants, encore dans le sein de leur mère, pouvaient communiquer entre eux.

Durant la période prénatale, la sensibilité au monde environnant peut déjà engendrer joies et souffrances. Comme j'ai surtout traité des traumatismes vécus au cours de la période de gestation, cette partie de notre vie pourrait sembler essentiellement négative. Il me faut donc insister encore sur le fait que la plupart d'entre nous sont nés de parents qui les ont acceptés et accueillis avec amour, attendant notre naissance dans la joie. Au fond de notre esprit sommeillent les innombrables souvenirs des échanges positifs vécus avec ceux qui ont pris soin de nous au cours des premières années de notre vie. Dès que le subconscient est libéré des souvenirs douloureux, nous pouvons commencer à réaliser les aspects les plus créatifs de notre être. Il ne faudrait pas que les jeunes couples vivant l'attente d'un enfant soient effrayés à la pensée qu'une tension dans leur relation causerait un tort irréparable au bébé à venir. Il existe toujours une certaine tension en nous, et dépenser de l'énergie pour tenter de l'éliminer complètement ne ferait qu'engendrer plus d'anxiété encore. La conviction que nous pourrons toujours compter sur l'amour de Jésus Christ pour nous guérir, pour fortifier les zones fragiles de notre être, nous soulage du fardeau de notre imperfection.

La prière qui suit est destinée à entreprendre le processus de libération de ces parties de nous-mêmes qui souffrent d'un manque de soutien et d'amour. Il n'est pas nécessaire que nous soyons conscients de telles blessures ; si nous acceptons de nous abandonner à l'amour de Dieu, sa lumière explorera les zones obscures de notre esprit pour découvrir et soigner nos blessures.

Prière

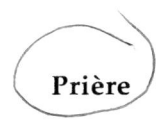

Seigneur Jésus Christ, je te demande de me ramener aux tout premiers instants de ma vie sur terre. Par la puissance de ton Esprit Saint, guide-moi vers cet instant même où j'ai été créé par l'union corporelle de mes parents.

Que ton amour parfait touche mes parents et compense ce qui aurait pu manquer à leur union, pour que ma conception bénéficie d'un environnement positif et valorisant, et baigne dans ta lumière apaisante.

Libère-moi de tout ce qui pouvait être génétiquement nuisible lorsque les composantes de ma vie ont fusionné, afin que mon corps devienne fort et sain. Délivre-moi de toute hérédité qui pourrait affecter négativement le développement de mon esprit. Touche mon esprit, efface tout manque de sainteté qui aurait pu marquer ma famille, m'interdisant de marcher avec toi, Jésus.

« Mon âme, tu la connaissais bien, mes os n'étaient point cachés de toi, quand je fus façonné dans le secret, brodé au profond de la terre » (Ps 139, 14-15). Tu sais comment guérir par ton amour les souffrances nées de cette période de mon existence. Répands sur moi ta lumière pour que je connaisse la liberté et la paix.

Seigneur, je veux te louer et te remercier pour toutes les façons merveilleuses dont j'ai été aimé et accepté au cours de ma croissance dans le sein de ma mère. Je te suis reconnaissant pour les parents que tu m'as donnés et je te demande de m'aider à leur pardonner le manque d'amour dont j'ai parfois souffert.

Enveloppe-moi du manteau de ta lumière pour me protéger de toute influence négative née des sentiments de tristesse, de colère, de culpabilité, de peur ou de honte qui auraient pu traverser la barrière du placenta et m'affecter.

Entoure cette étape de mon existence d'une chaleur bienfaisante telle que je puisse cette fois désirer ardemment ma naissance. Dissipe toute crainte concernant ma sécurité, libère-moi de toute anxiété face à ma condition physique. Aide-moi à croire que tu ne permettras jamais que je vive des épreuves sans le réconfort de ton amour, car je me rappelle tes promesses de demeurer avec nous toujours.

Je te confie cette période de ma vie, Jésus, sachant que tu accompliras toute guérison nécessaire, comme tu le voudras, et quand tu le voudras.

Amen.

3
La naissance

L'ACCOUCHEMENT est un moment exceptionnellement impressionnant car la mère, le père et leur entourage expérimentent alors profondément la puissance créatrice de Dieu. Infirmière en salle d'accouchement durant dix ans, j'ai eu le privilège de participer à de nombreuses naissances, et, chaque fois, le même sentiment d'émerveillement m'envahissait à l'idée qu'un petit être tellement complexe ait pu se développer aussi parfaitement en 280 jours.

La naissance de nos cinq enfants a encore renforcé ce sentiment ; serrant dans nos bras nos bébés, mon mari et moi-même remerciions Dieu pour le don très spécial qu'il nous avait fait. De fait, l'arrivée d'un nouveau bébé est une période particulière, caractérisée par les félicitations, les cartes de vœux et les cadeaux.

Pourquoi cette période de réjouissances nécessite-t-elle malgré tout une prière de guérison dédiée à la naissance ? Parce que l'enfant qui inspire toute cette joyeuse activité vient tout juste de traverser l'un des épisodes les plus angoissants de sa vie et qu'il faut reconnaître que nous ignorons tout de ce traumatisme. Nous connaissons évidemment les souffrances de la mère en travail et les malaises qui suivent l'accouchement, mais les comportements du nouveau-né au cours de la naissance ne sont étudiés que depuis peu de temps.

Ce sont les travaux du docteur Frédérick Leboyer, un obstétricien français, qui ont eu le mérite d'attirer l'attention médicale sur l'épreuve que subit l'enfant pendant l'accouchement. Son volume *Pour une naissance sans violence* a entraîné des changements radicaux dans de nombreuses salles d'accouchement, les médecins et les infirmières devenant plus attentifs aux besoins du bébé. Le docteur Leboyer fait les remarques suivantes :

> Ce qui fait l'horreur de naître c'est l'intensité, l'immensité de l'expérience, sa variété, sa richesse suffocante. On dit, on croit que le nouveau-né ne sent rien. Il sent tout. Tout, totalement, sans choix, sans filtre, sans discrimination. Le raz de marée des sensations qui l'emporte dépasse tout ce qu'on peut imaginer. C'est une expérience sensorielle si vaste que nous ne pouvons la concevoir [1].

Leboyer a mis au monde plus de 10 000 bébés, et les mille derniers l'ont été par sa nouvelle méthode qui exige douceur et considération pour l'enfant. Le bébé n'ayant pas été exposé à des sons violents et à des lumières vives dans le sein de sa mère, le docteur Leboyer réduit l'éclairage de la salle d'accouchement au strict minimum et il exige un silence absolu, exception faite pour les directives médicales qui sont chuchotées aussi bas que possible.

Dès la naissance, le nouveau-né, encore relié au placenta, est placé sur l'abdomen de la mère de manière à conserver l'intimité entre les deux. On le caresse doucement, on le laisse respirer à son propre rythme. La colonne vertébrale, courbée dans la

---

[1] F. Leboyer, *Pour une naissance sans violence*, Paris, Seuil, 1974, p. 33.

position fœtale durant neuf mois, n'est pas brutalement redressée comme lorsque, traditionnellement, le bébé est tenu par les pieds pour recevoir la « fessée » qui lui permettra de respirer. Avec beaucoup de patience et de compréhension de la part de l'équipe de la salle d'accouchement, le nouveau-né est graduellement amené à quitter l'environnement protecteur de l'utérus. On réduit ainsi considérablement les aspects les plus terrifiants du processus de la naissance.

Ces précautions engendrent-elles réellement une amélioration du développement de l'enfant ? Il est beaucoup trop tôt pour évaluer les effets à long terme de ces nouvelles méthodes qui n'ont été employées qu'au cours de ces dernières années. La psychologue Danielle Rapaport a mené, pour le Conseil français de la Science, une étude comparant 120 enfants de un à trois ans, mis au monde selon la technique Leboyer, au même nombre d'enfants nés selon les méthodes traditionnelles. Les tests ont porté sur l'habileté motrice, l'évolution du langage et le développement en général. Si les enfants des deux groupes ont en moyenne commencé à parler au même âge, ceux du docteur Leboyer ont marché plus tôt et bénéficient d'un meilleur développement psychomoteur.

Des études préliminaires semblent vouloir indiquer la grande valeur de cette technique. Le docteur Nathan Hirsch, qui utilise la méthode Leboyer dans la région de Miami (Floride), la juge excellente : « Elle ne donne pas un meilleur bébé, mais elle construit une meilleure unité familiale, tout particulièrement lors de la période de stress que constitue la naissance ; de plus, cette méthode incitera peut-être la mère à se comporter avec la même douceur dans l'éducation de son enfant [2]. » Impliquer le père de façon tangible dans le processus de la naissance, en baignant, en touchant l'enfant, lui permet de nouer immédiatement une relation positive avec ce nouveau petit être. Ce lien précoce peut engendrer un profond sentiment de sécurité pour toute la famille.

Un rapport récent décrit le travail de trois obstétriciens du New Jersey qui ont valorisé plus encore le rôle des pères, les encourageant à mettre eux-même leur bébé au monde. Depuis 1974, les docteurs Robert Block, Robert Dilks et Myron Levine de Turnersville (New Jersey) ont ainsi permis à quelque 600 pères de mettre au monde leur propre enfant. Assisté d'un obstétricien et d'une infirmière, le père saisit le bébé au moment même où il apparaît et le met au sein de la mère. Le médecin se charge de faire les sutures requises et, à ce jour, il ne semble pas que la méthode ait jamais engendré un quelconque problème. Cette équipe de pionniers, comparant les réponses à une enquête lancée sous le couvert de l'anonymat, en a conclu que « les pères qui ont mis leur enfant au monde participent plus activement aux soins de leur bébé, et les liens conjugaux semblent renforcés par cette expérience [3]. »

On a beaucoup écrit sur l'importance du lien noué au premier stade de la vie (le « bonding »). Ce terme donne l'idée d'unité, de fusion, de rencontre – phénomène qui s'accomplit tout d'abord par le

---

[2] Cf. l'article de Ena Naunton dans *The Miami Herald*, 8 avril 1980.
[3] Cf. le magazine *Parents*, avril 1981.

toucher. La peau d'un bébé est particulièrement sensible au toucher. Durant la gestation, il est entouré par le liquide amniotique qui le protège des chocs. À la naissance, sa peau est entièrement recouverte par une épaisse couche d'une substance blanche, pâteuse, appelée *vernix caseosa*, destinée à préserver sa sensibilité. Des caresses douces prodiguées à cette étape de sa vie l'incitent à faire confiance à ceux qui s'occupent de lui. Tout au long de notre vie, nous continuerons régulièrement à éprouver ce besoin d'étreintes et de caresses, pour nous persuader que nous ne sommes pas seuls au monde. C'est sans doute l'une des raisons pour laquelle Jésus, lors de son séjour sur terre, touchait si fréquemment ceux qui l'entouraient. Il reconnaissait l'importance de cette sensation en imposant les mains aux malades, et il a enseigné à ses disciples à faire comme lui.

Deux pédiatres du Rainbow Babies and Children's Hospital de Cleveland (Ohio), les docteurs Marshall Klaus et John Kennel, ont effectué une enquête approfondie sur l'importance du premier contact entre l'enfant et ses parents. Au cours d'une expérience soigneusement menée, ils ont comparé la conduite des mères ayant eu de longs et profonds contacts avec leur bébé, à celui de mères n'ayant eu que de brèves rencontres avec leur enfant. Ils ont constaté, un mois après la naissance, que les mères du premier groupe avaient un comportement plus affectueux, contemplant et caressant fréquemment leurs bébés. Un an après la naissance, ils ont observé qu'au bureau du médecin les mères du premier groupe touchaient leur enfant pour l'apaiser plus souvent que les autres mères ; et, quand les enfants avaient atteint deux ans, leur mère leur parlait avec un vocabulaire plus étendu, en utilisant beaucoup moins d'ordres que les autres mères. Le docteur Kennel tire la conclusion suivante de ces études : « Si l'on pouvait mettre la mère et l'enfant en contact immédiatement après la naissance, et pour de longues périodes, les effets en seraient extrêmement bénéfiques [4]. »

À l'heure actuelle, l'on publie de très nombreuses enquêtes concernant l'influence de la naissance et des premières heures de la vie sur le développement psychologique et physique des enfants. Mais la plupart des données étant encore trop récentes, de nombreuses années seront nécessaires au chercheurs avant de pouvoir aboutir à des conclusions satisfaisantes.

Mes expériences de prière de guérison intérieure m'ont convaincue que la plupart d'entre nous avons besoin d'être soulagés de la souffrance et du traumatisme liés à notre naissance. Même si la naissance se déroule dans des circonstances idéales, il s'avère impossible d'effacer complètement l'anxiété et la peur que l'enfant – sensible à tout ce qui l'environne – semble ressentir alors. Un article publié dans le bulletin de la *International Childbirth Education Association* de mars 1981 rapporte deux conversations entre des mères et leur enfant de deux ans. La première, Linda Mathison, qui donnait un bain à son fils Todd lui demanda :

---

[4] M. Klaus et J. Kennel, *Maternal-infant bonding*, publié par C.V. Mosby.

Mère : Todd, est-ce que tu te souviens de ta naissance, quand tu es venu au monde ?
Todd : J'ai descendu un tunnel.
Mère : À quoi ça ressemblait ?
Todd : À un exercice.
Mère : Qu'est-il arrivé ensuite ?
Todd : 1-2-3-4-5-6-7-8-9-10
Mère : Qu'as-tu vu à la sortie du tunnel ?
Todd : De la lumière.
Mère : De la lumière. Et quoi d'autre ?
Todd : Il faisait froid.
Mère : Où étais-tu avant de naître, Todd ?
Todd : Dans une ampoule. Elle s'est cassée.

Au cours d'une conversation ultérieure, Todd a expliqué qu'avant sa naissance, il reposait dans une mare chaude, dormant sur une « chose pour bébé » ; il a ajouté qu'il avait peur de « l'éclair ».

L'autre mère, Mary Cunniffe-Holtz, a rapporté un incident survenu entre elle et son fils Gregory, âgé de deux ans, alors qu'il regardait des images sur une carte circulaire, au moyen d'une visionneuse Kodak. En regardant dans l'appareil vide, Gregory vit un tunnel noir avec une faible lumière au bout. Trois semaines auparavant, il avait demandé à sa mère d'où il venait et elle avait répondu : « Tu étais en moi, dans mon utérus, et puis tu es sorti par mon vagin. » Cette discussion sur la naissance n'avait, à l'époque, pas eu de suite.

Après avoir regardé dans la visionneuse vide, Gregory fixa sa mère et, sans paraître surpris, il s'exclama : « Oh, regarde maman, j'arrive par ton vagin. Je suis en train de naître ! »

Mère : Comment est-ce, Greg ?

Greg : C'est trop serré !

Mère : Que vois-tu ?

Greg : La lumière est trop forte ! Tout le monde porte un manteau blanc. Papa aussi est en blanc.

Après ces conversations, les deux enfants oublièrent ce qui était arrivé. Aujourd'hui tous deux âgés de quatre ans, ils s'avèrent incapables de répondre lorsqu'on les interroge à propos de leur naissance. L'une de mes collègues de travail, Diane Brown, à qui je confiai ces faits étonnants, posa les mêmes questions à sa petite-fille de trois ans, Alisha ; elle obtint des réponses tout aussi extraordinaires. Il suffirait peut-être d'accorder plus d'attention aux discours « pleins d'imagination » des enfants pour découvrir la richesse des souvenirs enfouis dans le cœur humain.

Ainsi que nous l'avons déjà mentionné auparavant, les psychologues affirment que l'inconscient humain n'oublie aucun des faits qui marquent notre existence ; même s'il peut apparaître que nous ne gardons consciemment aucun souvenir de notre naissance, la trace en est effectivement gravée en nous. J'ai souvent prié pour la guérison de personnes souffrant de traumatismes liés à leur naissance ; elles parvenaient alors à revivre cet épisode particulier qui émergeait de leur inconscient. Elles décrivent parfois la sensation d'écrasement qu'elles ont ressentie lors de leur passage dans le vagin ; elles ont alors vécu quelques moments de peur.

Je désire souligner qu'il n'est nullement nécessaire de revivre l'expérience de la naissance pour que la guérison s'opère. En effet, il arrive parfois que la libération des émotions due à la prière de guérison intérieure entrave le processus en attirant l'attention sur les sentiments au détriment de l'intervention bienfaisante de Dieu. Certains types relativement courants de thérapie, telle la thérapie primale, nécessitent que le patient vive à nouveau chaque instant de sa naissance, lui permettant ainsi de libérer tous les sentiments enfouis au plus profond de son inconscient. Il pourra alors prétendre à la guérison. L'Esprit Saint est une épée à double tranchant : d'un côté, il nous révèle notre besoin de guérison et, de l'autre, presque simultanément, il guérit nos souvenirs douloureux. Il arrive que nous pleurions alors, mais ce n'est pas essentiel. La guérison se produit dès que nous nous abandonnons à l'action bienfaisante du Seigneur, qui efface la souffrance et la remplace par une sensation de bien-être et de paix.

Une femme m'a raconté l'expérience suivante :

> Lorsque vous avez demandé à Jésus de me ramener au moment de ma naissance, j'ai ressenti une forte peur. Il semblait y avoir beaucoup de tension autour de moi et des gens criaient très fort. Dans ma famille, on a toujours plaisanté sur le fait que je n'avais pu attendre pour naître, et que ma mère m'a mise au monde sur la banquette arrière de l'automobile de mon père qui fonçait vers l'hôpital.
> Revivre cette scène m'a permis de réaliser pourquoi cette anecdote ne m'avait jamais amusée. Papa semblait furieux, il criait à maman de se calmer et qu'il vaudrait mieux pour elle ne pas accoucher dans la voiture. Maman, hystérique, pleurait et criait : « Je n'y peux rien, le bébé arrive ! », tandis que j'émergeais. J'étais accablée par un terrible sentiment de culpabilité. Tout était de ma faute, et j'avais mérité

la désapprobation de mes parents.
C'était probablement l'origine du sentiment de
« non appartenance » qui m'a toujours habité. J'ai
demandé à Jésus de me guérir de ces souvenirs et
j'ai immédiatement senti la tension diminuer. Il me
semblait qu'on m'immergeait dans de l'eau chaude,
me purifiant de tout sentiment de culpabilité. Cette
guérison a profondément modifié mon comportement ; récemment, ma sœur a plaisanté sur mon
entrée précipitée dans le monde et, pour la première
fois, j'ai pu en rire.

De nombreuses personnes n'ont pas subi une
naissance aussi traumatisante ; mais la prière de
guérison peut malgré tout s'avérer nécessaire. La
naissance, même si elle s'est déroulée dans des
conditions idéales, provoque une tension et une
peur qui peuvent insidieusement entraver notre
croissance psychologique. Toute naissance se dérou-
lant dans des circonstances anormales – utilisation
des forceps, césarienne, présentation par le siège,
accouchement prématuré ou multiple, travail pro-
longé – implique une souffrance qui devrait néces-
siter des soins. Puisque Jésus Christ est le même
hier, aujourd'hui et toujours, nous pouvons le prier
de nous libérer de l'influence négative liée au traumatisme de notre naissance, pour nous permettre de
goûter à la joie pure du don de la vie.

Le mot « vie » apparaît constamment dans les en-
seignements de Jésus. Dans l'Évangile de Jean, le
mot vie est repris 34 fois par Jésus lorsqu'il nous
parle de la vraie vie qui ne peut être vécue qu'en
lui. Par exemple :

C'est l'esprit qui vivifie,
la chair ne sert de rien.

> Les paroles que je vous ai dites sont esprit
> et elles sont vie.
>
> (Jn 6, 63)

Puis, dans ce beau passage où il se présente comme le Bon Pasteur, Jésus nous dit :

> Moi, je suis venu
> pour qu'on ait la vie
> et qu'on l'ait surabondante.
>
> (Jn 10, 10)

En commençant cette prière pour la guérison, demandons au Seigneur de nous libérer de tout ce qui nous empêche de vivre pleinement la vie.

Prière

Cher Jésus, je te demande de revenir avec moi vers ce moment où le processus de ma naissance a commencé. Je te prie de me libérer de toute l'appréhension que j'ai pu ressentir au moment où les contractions dues au travail sont venues interrompre la sérénité et le calme du sein maternel, me forçant à m'engager dans le tunnel sombre de la naissance.

Seigneur, que ta tendresse apaise mes craintes, et permets que j'émerge en toute quiétude de ce tunnel obscur.

Jésus, je te demande de me guérir de toute complication liée à ma naissance. S'il a été nécessaire au médecin d'appliquer les forceps, de pratiquer une césarienne, de corriger une présentation anormale ou d'intervenir lors de ma naissance, je te supplie d'effacer toutes ces influences néfastes à mon développement. Accorde-moi la grâce de pouvoir m'abandonner complètement à tes soins et d'accepter le don de la vie que tu me transmets par mes parents en disant : « Oui, Seigneur, je veux naître, je désire recevoir la vie ! »

Jésus, efface tout sentiment de culpabilité que je pourrais ressentir face à la douleur et aux souffrances vécues par ma mère lors de ma naissance. Si ma naissance lui a occasionné des traumatismes physiologiques ou psychologiques particulièrement douloureux, si des complications liées à l'accouchement ont causé sa mort, daigne me délivrer du lourd fardeau de la culpabilité. Permets-moi de recevoir ton pardon pour effacer ces sentiments de culpabilité. Je pourrai alors me pardonner à moi-même et m'accepter plus entièrement.

Jésus, je crois que tu étais présent au moment de ma naissance car tu as dit à tes disciples : « Et voici que je suis avec vous pour toujours jusqu'à la fin du monde » (Mt 28, 20). Ainsi, en émergeant de l'obscurité du sein maternel vers la lumière du monde, je te demande de me recevoir dans tes bras, de me serrer sur ton cœur et de me donner courage et confiance pour affronter les périls du monde. Aide-moi à me remettre à ton amour protecteur qui m'entourera dans les moments d'angoisse et de souffrance, comme le promet ta parole :

> Une femme oublie-t-elle son petit enfant,
> est-elle sans pitié pour le fils de ses entrailles ?
> Même si les femmes oubliaient,
> moi, je ne t'oublierai pas !
> Vois, je t'ai gravé sur les paumes de mes mains.
> (Is 49, 15-16)

Jésus, envoie ton souffle, ton Esprit, dans mes poumons pour que le premier moment de ma vie soit béni par toi. Libère-moi de la peur de la mort et de l'inquiétude au sujet de ma santé, de ces craintes qui sont entrées en moi si l'on a dû me ranimer, si je suis né prématurément, ou si j'ai souffert de toute autre complication. Permets que je puisse vivre une joie et une liberté nouvelles en pensant au don de la vie qui, à travers mes parents, m'a été fait par Dieu.

Je te remercie pour la mère et pour le père qui m'ont donné l'existence et je te demande de les bénir d'une façon toute spéciale aujourd'hui. En méditant sur le moment de ma naissance, je demande à Jésus de me placer doucement dans les bras de ma mère ; unis-nous par un indéfectible lien d'amour qui me permettra de me sentir en sécurité, sachant qu'elle m'accepte. Que ton amour supplée à tout manque d'amour entre nous.

De même, je te demande de me placer dans les bras de mon père pour que je perçoive qu'il m'accepte comme son enfant. Guéris-moi de tout sentiment de rejet ou d'hostilité que j'ai pu ressentir, et fais que je puisse m'accepter totalement comme je suis.

> Père céleste,
> C'est toi qui m'as formé les reins,
> qui m'a tissé au ventre de ma mère ;
> je te rends grâce pour tant de prodiges :
> merveille que je suis, merveille que tes œuvres.
>
> (Ps 139, 13-14)

Loué sois-tu Seigneur pour la façon dont tu me guéris de l'obscurité hostile dont fut entourée ma naissance, afin que je puisse pleinement accéder à la beauté, à la magnificence de la vie.

Amen.

4
La petite enfance

L'ÉCRIVAIN MÉDIÉVAL Salimbene raconte l'expérience menée par Frédéric II, le saint Empereur romain et roi de Sicile au 13e siècle : « Il voulait découvrir quelles formes de langage emploieraient des enfants à qui l'on n'aurait jamais parlé. Il ordonna donc à certaines mères adoptives et aux nourrices d'allaiter, de baigner, de prendre soin des enfants qu'elles élevaient, leur interdisant en revanche de leur parler, de communiquer avec eux de quelque façon que ce soit. Il espérait ainsi découvrir s'ils choisiraient de s'exprimer en hébreu – la langue la plus ancienne – en grec, en latin ou en arabe, ou peut-être dans la langue de leurs parents naturels. Mais ce fut peine perdue, car tous les enfants moururent. Ils n'avaient pu survivre sans les caresses, les visages joyeux et les mots d'amour de leurs mères adoptives. »

Sept cents ans plus tard, une étude exhaustive réalisée sur des enfants élevés en institutions, « sans les caresses, les visages joyeux et les mots d'amour » de leurs mères ou de leurs mères adoptives, confirme les conclusions de l'ancien chroniqueur. Il n'y a pas si longtemps encore, dans les années 1920, le taux de mortalité des enfants de moins d'un an élevés dans différents orphelinats à travers les États-Unis approchait les *100 pour cent* !

En 1915, le docteur Henry Dwight Chapin, célèbre pédiatre new-yorkais, a rédigé un rapport sur les institutions pour enfants de dix villes différentes. Il en tirait la bouleversante conclusion que dans toutes les institutions sauf une, tous les enfants de moins de deux ans avaient succombé. Le taux de mortalité de l'un des orphelinats était si élevé qu'on avait pris la morbide habitude d'inscrire « état désespéré » sur la carte d'admission de chacun des enfants.

Dans son livre très documenté sur l'importance du contact physique [1], Ashley Montague décrit le travail du docteur Fritz Talbot, médecin à Boston, qui fut le premier à préconiser la tendresse dans les pouponnières américaines. Au cours de son séjour en Allemagne, durant la première guerre mondiale, le docteur Talbot avait visité la Clinique pour enfants de Düsseldorf. Il remarqua que les salles étaient propres et bien tenues, mais sa curiosité fut éveillée à la vue d'une grosse femme âgée qui portait un bébé sur la hanche. Quand il interrogea le directeur à ce propos, celui-ci lui répondit : « C'est la vieille Anna. Quand nous avons fait tout ce qui est médicalement possible pour un bébé et que son état ne s'améliore pas, nous le confions à la vieille Anna qui réussit presque toujours à le remettre sur pied. »

Le docteur Talbot eut alors la tâche ardue de promulguer cette solution simple dans les institutions américaines, car le pays subissait alors la forte influence du docteur Luther Holt, dont les préceptes sont développés dans sa brochure intitulée *The care and feeding of children* (Soins et alimentation de

---

[1] A. Montague, *Touching : the human significance of the skin*, Harper and Row, 1971.

l'enfant). Le docteur Holt, professeur de pédiatrie à l'Université Columbia, recommandait entre autres de supprimer le berceau, de ne pas prendre le bébé quand il pleure, de le nourrir à heures fixes et de ne pas lui donner de mauvaises habitudes en le portant trop souvent dans les bras.

Ces méthodes ne furent discréditées qu'après la seconde guerre mondiale, lorsque des études prouvèrent que l'amour maternel aboutissait à des résultats impressionnants chez des enfants qui refusaient de s'alimenter, se laissant mourir de faim. Cet état, appelé « marasme » (du mot grec signifiant « dépérir »), était responsable de la plupart des morts d'enfants. À l'hôpital Bellevue de New York, le taux de mortalité des enfants de moins d'un an régressa de 35 à moins de 10 pour cent lorsque l'on décida que les enfants devraient être traité avec tendresse : promenades et soins maternels leurs seraient prodigués plusieurs fois par jour.

Ashley Montague écrit : « Ce dont l'enfant a besoin pour s'épanouir... c'est d'être touché, porté, caressé, bercé et qu'on lui murmure des mots doux. Car il semblerait que, si l'enfant peut supporter bien des manques, il a absolument besoin de ces marques de tendresse pour espérer survivre dans des conditions décentes. »

Un rapport récent du docteur T. Berry Brazelton, chef de l'unité de développement infantile de l'Hôpital pour enfants de Boston, traite des mêmes problèmes, transposés à une époque beaucoup plus récente. Le docteur Brazelton décrit sa visite dans les orphelinats surpeuplés du Cambodge, où les camps de détention à la frontière thaïlandaise regroupent à eux seuls plus de 3 500 enfants. L'on y confie quatre à cinq bébés de moins d'un an aux soins d'une orpheline plus âgée. Ces fillettes étant elles aussi des survivantes des horreurs de la guerre, elles ont très peu à offrir aux tout-petits. Dans la meilleure des situations, elles portent leur bébé préféré sur la hanche toute la journée.

> Je me suis rendu compte qu'en me tenant à l'entrée d'une salle réservée aux bébés, je pouvais facilement identifier les enfants qui étaient les favoris. Quand je lançais un cri dans la salle, c'était le favori, le plus alerte, qui regardait vers moi. Il était le seul à sourire et à babiller. Les autres étaient trop déprimés et avaient trop manqué d'échanges affectueux qui sont primordiaux pour leur développement normal. Ils restaient couchés sur le dos toute la journée de sorte qu'ils perdaient leurs cheveux qui frottaient continuellement sur l'oreiller. On les avait sauvés physiquement. Ils avaient survécu, mais leur qualité de vie, présente et future, laissait assurément à désirer. Récemment, notre travail dans les pays en voie de développement nous a appris qu'il devient impossible d'enseigner quoi que ce soit aux enfants ayant souffert de malnutrition et n'ayant pas connu d'environnement stimulant au cours de leur enfance, et ce, dès la première année d'école [2].

Toutes ces recherches semblent converger vers la même conclusion : la force émotionnelle de l'enfant se construit dès la plus tendre enfance. La plupart des recherches prouvent qu'entre la naissance et l'âge de trois ans, l'amour et la tendresse que l'enfant

---

[2] Cf. l'article du docteur T. Berry Brazelton dans le magazine *Redbook*, avril 1981.

reçoit de ses parents ou des personnes qui en prennent soin régulièrement, détermineront le sens que prendra sa croissance dans le domaine affectif.

Au cours de mes années de travail comme infirmière en obstétrique, les nouvelles mamans me demandaient souvent des conseils sur les soins à donner au bébé. Je les encourageais à l'allaiter si c'était possible et je leur conseillais toujours de serrer leur enfant contre elles pendant qu'elles le nourrissaient, peu importe la méthode utilisée. Aujourd'hui encore, je suis convaincue de la justesse de ce conseil. J'insisterais cependant plus encore sur l'importance des caresses (le toucher), des visages heureux (la vue) et des mots doux (l'ouïe), qui, avec l'odeur et le goût, forment le contexte nécessaire au développement harmonieux de l'enfant.

Chanter, se sourire, se dire mille et un petits riens : c'est cette relation entre enfants et parents qui tisse les véritables liens d'affection. Il faut que la mère et le père adoptent ensemble ce comportement, afin d'offrir à l'enfant un environnement stimulant.

Sigmund Freud affirmait que l'attachement du bébé à la mère tenait essentiellement au fait qu'elle était pour lui une source de satisfaction du point de vue alimentaire. Mais le psychiatre britannique John Bowlby soutient qu'un instinct profond pousse l'enfant à s'attacher à une personne en particulier, à la reconnaître entre toutes ; ce personnage a plus de chance d'être celui qui présente un « visage enjoué » que celui qui donne la nourriture, dans le cas où les deux ne sont pas la même personne. Dans les kibboutz israéliens, où ce n'est généralement pas la mère qui nourrit son petit, celle-ci reste malgré tout son point d'attache principal.

On ne pourra jamais trop souligner l'importance des rapports entre les parents et le bébé. Dans les orphelinats du Cambodge, le docteur Brazelton expliquait au personnel en charge des enfants comment jouer avec eux, leur parler. Tous furent stupéfaits de voir un enfant aux allures de vieillard soucieux se métamorphoser en compagnon de jeu, éveillé et attentif, du docteur. « Un bébé de dix mois a émerveillé tout son entourage en imitant mes gribouillages sur un morceau de papier, raconte-t-il encore. Ils ne pouvaient croire qu'un si petit être pouvait faire montre de tant de vie et d'intérêt. »

Comme je l'ai déjà mentionné au chapitre précédent, les enfants ne sont pas des organismes passifs, mais des êtres humains complexes, extrêmement sensibles à leur entourage. Ils ont une profonde conscience du climat affectif qui règne autour d'eux, et ils y réagissent de façon appropriée. Je me souviens m'être mise en colère un jour, lorsque ma machine à laver est tombée en panne ; je m'occupais alors de mon fils Chris, à peine âgé de quelques semaines. Les couches sales et le linge de bébé (c'était avant les Pampers !) s'empilaient dans l'appartement, aggravant par leur arôme mon humeur massacrante. Comme je tentais de discuter de la situation avec la propriétaire, le bébé s'éveilla et se mit aussitôt à crier à pleins poumons. Tous mes efforts pour le calmer furent inutiles, jusqu'à ce qu'une amie venue me rendre visite le prenne dans ses bras : il s'endormit alors très vite. Cette expérience fut la première d'une série qui me prouva à quel point les enfants sont sensibles aux sentiments de ceux qui les entourent.

Il arrive parfois qu'un bébé se montre irritable sans qu'aucun élément extérieur ne l'ait perturbé, mais cela ne nous donne pas le droit d'ignorer nos responsabilités de parents. Le journaliste Sydney J. Harris écrivait dans l'une de ses chroniques : « Tout le monde connaît la rapidité avec laquelle un enfant de trois à quatre ans apprend une langue étrangère, sans qu'on ait besoin de la lui enseigner formellement : il suffit qu'on la parle autour de lui. Malgré cela, nous nous refusons à admettre qu'un enfant de cet âge puisse tout aussi facilement adopter nos préjugés, nos tendances inconscientes... et il les gardera probablement plus longtemps que toute sa formation scolaire. » Il est primordial d'établir de saines relations entre parents et enfant afin que celui-ci connaisse une croissance harmonieuse.

La pratique de la prière pour la guérison intérieure m'a offert l'opportunité précieuse de prier avec des centaines de personnes. Très souvent, je me suis sentie poussée à intercéder pour la période de la petite enfance, particulièrement pour la guérison des souffrances occasionnées par de mauvais rapports entre parents et enfants. Le sentiment, réel ou vécu comme tel, d'avoir été négligé, maltraité, abandonné ou rejeté, peut influencer sans doute aucun notre attitude face à la vie. Il nous faut, une fois encore, souligner l'importance primordiale de cette caractéristique de l'esprit humain : notre tendance à exagérer les souvenirs négatifs – à cause des profondes blessures qu'ils engendrent en nous – au détriment des souvenirs heureux. Les émotions associées à la peur, à la douleur, à la colère, se traduisent dans notre système nerveux par des impulsions si fortes qu'elles se gravent de façon permanente dans notre subconscient. Par contre, les souvenirs de joie, d'amour, de paix et de chaleur n'entraînent pas de réactions aussi violentes et ne sont donc pas enregistrés d'une façon aussi nette.

Chaque événement de notre existence, même si nous n'en avons pas conscience, demeure enfoui au plus profond de nous. Les neurologues l'ont démontré en stimulant – par de petits chocs électriques appliqués sous anesthésie locale à certaines zones du cerveau – les souvenirs refoulés par les patients, et qui pouvaient alors renaître à la conscience. Une telle expérience permet généralement au patient de décrire minutieusement sa vie passée... de la couleur et la forme du tapis aux odeurs de la cuisine.

La valeur de la prière de guérison intérieure réside en sa capacité à nous libérer du fardeau des expériences douloureuses, nous permettant ainsi de concentrer une plus grande partie de notre énergie à la découverte de la beauté qui est en nous.

Dans son remarquable ouvrage intitulé *Inner healing, God's great assurance* [3], le Père Ted Dobson illustre parfaitement cette thèse. Il y décrit sa première expérience de la prière de guérison intérieure, chez moi, voici plusieurs années. Il m'avait alors demandé de prier avec lui pour l'aider à résoudre un problème dans sa paroisse. Mais, au cours de notre conversation, il me parut évident qu'il existait des besoins plus profonds dans sa vie.

---

[3] Paulist Press, Ramsey, New Jersey, 1978.

Quand je le questionnai sur son enfance, il se montra irritable, ne voulant discuter que les problèmes « courants » de son ministère. Mais je persistai jusqu'à ce qu'il accepte de me donner un bref aperçu de son passé. Sa première phrase fut très significative : « J'imagine que je devrais commencer par te dire que j'ai été adopté. » Tout ce qu'il put me confier par la suite ne revêtait qu'une importance secondaire ; j'écoutais l'Esprit Saint qui me guidait intérieurement et je réalisai à quel point l'état de Ted nécessitait une guérison intérieure.

Je lui expliquai que, très souvent, nous percevions la séparation d'avec nos parents naturels comme un rejet total de nous-mêmes. Malgré l'amour de nos parents adoptifs ou nourriciers, il demeure en nous un vide que rien ne semble capable de combler.

Ted résistait à cette idée, me disant qu'il avait su dès l'âge de trois ans qu'il avait été adopté ; il l'avait accepté et ce n'était plus un problème. Ce fut donc tout à fait à contre-cœur qu'il finit pas consentir à me laisser prier pour ce stade de sa vie, résigné à subir toute cette séance, pourvu qu'il puisse décamper.

Voici comment le Père Ted raconte l'incident :

Je ne comprenais pas que le passé puisse avoir une influence aussi forte sur le présent, que notre subconscient puisse garder aussi longtemps le souvenir vivace d'expériences antérieures. Et surtout, je ne voyais pas comment la prière pouvait y changer quoi que ce soit.
Puis quelque chose arriva... je me suis mis à pleurer. J'entendais ses paroles du plus profond de moi-

même, d'un endroit dont je n'avais jamais eu conscience auparavant. Elle me parlait au nom de mes parents naturels, me disant combien ils regrettaient de m'avoir donné la vie pour devoir ensuite m'abandonner, mais que cela avait été la plus grande preuve d'amour qu'ils aient pu me donner. Et je leur ai pardonné. J'ai ensuite parlé à mes parents adoptifs, leur avouant combien je regrettais d'avoir projeté sur eux ce que je ressentais envers mes parents naturels ; je me suis ouvert à l'amour qu'ils avaient cherché à me donner tout au long de ma vie.

Ted raconte ensuite quel formidable sentiment de libération il ressentit. Quelques semaines plus tard, il réalisa que les profondes ténèbres qui l'avaient habité jusqu'alors avaient disparu ; le constant sentiment de dépression qu'il éprouvait laissait place à l'essor de sa vie spirituelle. Les contributions de Ted au ministère de guérison : sessions, livres, enregistrements, sont la preuve des effets durables de cette prière. Une partie douloureuse de sa vie avait besoin d'être libérée afin qu'il puisse découvrir la splendeur de son moi caché et devenir enfin le prêtre accompli qu'il était.

Il est important de noter que les souvenirs du passé ne sont pas effacés par ce type de prière ; ils sont simplement transformés par la présence de Jésus Christ. Il nous arrive encore d'évoquer nos souvenirs douloureux, mais ils ne sont désormais plus un obstacle à l'affirmation de tout ce que nous recelons de positif. La conscience des luttes intérieures qui nous déchirent nous conduit à une plus grande compréhension des problèmes d'autrui. Lorsque nous sommes guéris de nos souffrances, il arrive très souvent que le Seigneur nous envoie des personnes en butte aux même difficultés, afin que nous puissions leur venir en aide. Nous voudrions éviter d'intervenir avant de nous sentir complètement libérés, mais l'Esprit Saint en décide généralement autrement. Comme Jésus nous l'a enseigné : « Donnez, et l'on vous donnera ; c'est une bonne mesure, tassée, secouée, débordante, qu'on versera dans votre sein ; car de la mesure dont vous mesurez, on mesurera pour vous en retour » (Lc 6, 38). Si nous tentons d'alléger les souffrances des autres, nous pourrons en retour bénéficier des grâces qui nous permettront de surmonter les difficultés de nos propres vies.

Faire la prière de guérison intérieure pour la période de la petite enfance m'a permis de comprendre l'importance du don que Jésus nous a fait à tous, en Marie, sa mère.

Jésus connaissait la valeur d'une relation heureuse entre la mère et l'enfant, lorsqu'il a choisi de naître d'une femme. Il aurait pu apparaître sur terre déjà adulte, évitant ainsi toutes les étapes du développement, mais la Bible énonce clairement la volonté du Seigneur de se conformer à la structure familiale. Jésus a vécu sous l'autorité de ses parents et « croissait en sagesse, en taille et en grâce devant Dieu et devant les hommes » (Lc 2, 52).

L'influence de Marie dans la vie de son fils a commencé dès qu'elle accepta la requête de l'ange, pour continuer jusqu'à l'agonie de la croix. Notre compréhension du rôle de la mère dans la croissance émotionnelle de l'enfant nous permet de reconnaître les dons exceptionnels qu'avait Marie pour élever Jésus. Une telle mission ne pouvait être menée à bien que par une femme parfaitement saine du point de vue émotionnel puisque, dans la culture hébraïque, la charge de l'enfant est exclusivement confiée à la mère.

Jésus avait vécu les effets bénéfiques de l'amour et de l'affection maternels harmonieux. C'est pourquoi l'un de ses derniers gestes avant de mourir sur la croix fut le don de sa mère. Quand il dit à son disciple bien-aimé Jean : « Voici ta mère » (Jn 19, 27), il léguait au monde ce précieux trésor. Lorsque nous ressentirons le besoin de la chaleur et de la tendresse d'un cœur de mère, Marie sera pour nous aussi présente qu'elle le fut pour son fils.

J'ai compris l'importance du geste de Jésus à mesure que je m'engageais dans la prière de guérison psychologique ; je réalisai alors que de nombreuses blessures passées étaient imputables à d'imparfaites relations entre la mère et l'enfant ; aucune des thérapies traditionnelles ne semblait pouvoir les apaiser.

J'ai maintes fois été le témoin de transformations radicales dans l'existence de personnes en proie à des souvenirs douloureux concernant leur mère, lorsqu'elles demandaient à Jésus de leur donner sa propre mère comme il l'avait donnée à Jean. Elles ressentaient alors un grand soulagement et une paix émanant du plus profond d'elles-mêmes, leur apportant un grand sentiment de bien-être. L'une de ces personnes témoigne qu'il lui semblait enfin appartenir à un être se souciant d'elle.

Je me souviens avoir prié avec un ministre protestant dont le travail se trouvait menacé par de fréquents accès de dépression. Des psychologues lui avaient permis de découvrir que son problème remontait à la mort subite de sa mère alors qu'il n'avait que trois ans. Il fut alors confié à diverses familles d'accueil, où il connut peu – sinon aucune – affection. « Mon enfance, disait-il, ressemble à un grand vide qui attend d'être rempli. »

Il assista à l'un de nos ateliers de fin de semaine sur la prière de guérison et, le samedi après-midi, il se joignit au groupe dans la chapelle où je fis une prière de guérison générale dédiée aux diverses étapes de la vie. Il n'eut aucune réaction particulière à la prière, jusqu'au moment où je commençai à prier pour la petite enfance. Il tenta de résister lorsque je demandai au Seigneur de nous donner sa mère pour suppléer à toutes les carences dans notre relation avec notre propre mère, croyant sans doute que je tentais de lui imposer une quelconque dévotion « catholique ». Mais, au même instant, il perçut au fond de son cœur la voix de Jésus qui disait : « Ne crains pas d'accepter l'amour de ma mère. Elle ne t'éloignera pas de moi. » Un flot d'émotion l'inonda et lui apparut l'image d'une belle femme aux yeux pleins de tendresse, les bras ouverts pour l'accueillir. Plusieurs années de solitude furent effacées cet après-midi-là quand le vide en lui commença à se remplir de lumière.

La femme choisie pour porter le Fils de Dieu fut saluée par l'ange Gabriel comme étant « comblée de grâces », un honneur insigne qui ne s'est pas altéré depuis.

Cette insistance sur le rôle de la mère durant les premières étapes de la croissance ne minimise nullement l'importance de la relation au père. À nouveau, nous pouvons nous référer à la vie de Jésus pour apprécier la contribution importante de Joseph à l'éducation de son fils adoptif. Joseph démontre de façon saisissante combien il est important pour le père d'être attentif aux inspirations de l'Esprit saint. Sa relation à Dieu, de même que son désir de s'abandonner à la volonté du Père, apportèrent protection, direction et force dans la vie de Jésus. Toutes les études actuelles menées sur les rapports parents-enfants démontrent que l'absence du père ou la carence de son soutien affectif sont les causes de l'alarmante montée de la criminalité juvénile dans notre pays.

Comme nous l'avons déjà dit, la plupart des hôpitaux donnent aux pères l'occasion de vivre l'expérience de la naissance, ce qui les encourage ensuite à participer plus activement au processus global de l'éducation de l'enfant. Ben, mon mari, s'est révélé un superbe exemple de dévouement paternel à l'époque où nos enfants étaient encore des bébés : il n'hésitait jamais à les prendre, à jouer avec eux, à les nourrir ou à les changer chaque fois que le besoin s'en faisait sentir. J'attribue une grande partie de leur équilibre affectif à notre effort commun pour leur donner autant d'amour et d'affection que possible.

L'on peut raisonnablement espérer qu'un enfant atteindra la maturité avec un minimum de difficultés s'il a le soutien psychologique de ses parents. La perte de l'un des parents – qu'elle soit due à la mort ou à toute autre forme de séparation – peut infliger de profondes blessures. Mais notre inconscient peut aussi garder les séquelles de traumatismes moins importants subis au cours de la petite enfance, et qui sont la cause du malaise insidieux entravant notre développement affectif. Il est plus facile de trouver l'origine d'une détresse intérieure lorsque nous connaissons les événements qui ont engendré tristesse, chagrin ou séparation dans nos vies.

Les personnes élevées par des parents aimants, à l'écoute de leurs besoins, peuvent se juger déloyales en découvrant les lacunes de leurs parents. Il ne faut pas oublier, comme nous l'avons déjà spécifié auparavant, que nos imperfections nous empêchent de remplir parfaitement notre rôle de parent. Il est arrivé à chacun d'entre nous, en dépit de notre désir d'aimer nos enfants, de ne pas répondre adéquatement à leurs besoins, les laissant avec un vague sentiment de rejet ou d'abandon. Les jeunes enfants sont essentiellement centrés sur eux-mêmes : ils sont le centre du petit monde qui les environne. Ils interprètent tout changement, si minime soit-il, comme un manque d'amour ; cela peut aboutir, à l'âge adulte, à une perception déformée de la réalité.

L'amour de Jésus Christ comble ce vide en remplissant notre esprit de son amour parfait. La prière qui suit peut nous aider à faire entrer sa présence dans cette partie de notre moi intérieur.

Prière

Seigneur Jésus Christ, je te demande de revenir avec moi au temps de ma petite enfance. Éclaire de la lumière de ton Esprit Saint les coins sombres de ma mémoire. Illumine mon être et apaise les zones obscures de ma mémoire où je ne ressens que vide et solitude. Le cœur humain est si sensible aux pensées et aux sentiments des autres ; je te demande donc de me guérir de tout rejet, réel ou imaginaire, de mon père, ma mère, ou toute autre personne ayant pu prendre soin de moi à ce stade de mon développement.

Si j'ai été séparé de mon père ou de ma mère par la maladie, la mort ou toute autre circonstance, libère-moi des sentiments d'abandon ou de perte. Remplis tout mon être de ton amour.

Jésus, fais-moi savoir que ta présence protectrice m'a enveloppé et guidé au début de ma vie, tout comme tu fus protégé par la présence vigilante de saint Joseph. Permets que je me sente entouré des bras vigoureux d'un père aimant. Si mon propre père a été incapable de me témoigner de l'affection, je te prie de me faire connaître l'étreinte et les caresses d'un père. Tu invitais toujours les petits enfants à venir s'asseoir sur tes genoux ; je te prie de me rendre capable d'accepter la même invitation que tu adresses au petit enfant en moi.

Seigneur, je te remercie d'avoir reconnu mon besoin de la chaleur et de la tendresse de l'amour d'une mère en me donnant Marie, ta propre mère. Pour apaiser les zones les plus douloureuses de mon être, place-moi dans les bras de ta mère. Demande-lui de me chanter des berceuses, de me bercer, de me raconter de petites histoires, de me nourrir, comme elle l'a fait pour toi. Pour toutes les fois où j'ai eu l'impression d'être négligé, j'accepte que son amour comble mes besoins et qu'elle me prodigue les soins affectueux d'une mère.

Jésus, si j'ai connu la violence physique ou la cruauté mentale au cours de mes jeunes années, apaise les cicatrices intérieures de ces souvenirs, pour que par tes blessures je sois guéri. Accorde-moi la grâce de pardonner à ceux qui ont manqué de bonté et de respect envers moi, tout comme tu as pardonné à ceux qui t'ont torturé.

Seigneur, si j'ai connu des périodes de maladie et de souffrances durant ma petite enfance, je te prie de me libérer des effets que cela a pu avoir sur ma vie. Que ta présence réconfortante me console de mes souffrances, m'assurant que je ne suis jamais seul dans mes angoisses et mes épreuves. Augmente ma foi et ma confiance en ton amour pour moi.

Je remets entre tes mains toute cette partie de ma vie, sachant que, par ton infinie miséricorde, elle connaîtra la plénitude.

Amen.

5
L'enfance

UN JOUR, nous avons nous aussi été des enfants. Cette constatation, si évidente soit-elle, n'est pourtant pas absolument exacte. L'enfant que nous avons été n'est pas tombé à jamais dans l'oubli ; il continue à vivre en nous, influençant nos actes et nos sentiments.

Chaque être humain porte en lui cet enfant éternel, un ensemble de sentiments et d'attitudes qui nous viennent de notre enfance, toujours présente, quel que soit notre âge. En fait, la vieillesse nous ramène aux comportements puérils qui ont caractérisé nos jeunes années. Il suffit d'une visite de quelques heures dans un foyer de personnes âgées pour démontrer la justesse de cette thèse.

L'enfant en nous déforme notre vision de la vie. Notre raison d'adulte nous permet l'évaluation intelligente d'une situation ; l'enfant que nous sommes la déforme à travers le filtre émotionnel de ses expériences passées. Une telle divergence peut fortement entraver nos décisions.

Lorsque mon mari et moi avons reçu l'offre de quitter l'Illinois, où nous avons grandi, pour la Floride, l'adulte en nous a rationnellement et calmement discuté des perspectives offertes. Mais, une fois la décision arrêtée et les préparatifs commencés, notre côté enfant a réagi en réveillant de fortes émotions : la crainte, entre autres, de quitter la famille et les amis pour l'inconnu. Le poids de toutes ces anxiétés, ajouté aux réactions négatives de nos propres enfants, nous a presque convaincus que nous faisions une terrible erreur. Néanmoins, nous avons malgré tout décidé de nous en tenir à notre décision, soutenus par les conseils et les prières de nos parents et amis plus pondérés. Si nous avions permis à nos peurs intérieures de modifier notre choix, nous aurions sans doute été privés d'une précieuse occasion d'enrichissement personnel et familial.

Le monde où nous vivons a une attitude bien ancrée et omniprésente au sujet à l'enfance : à un certain moment nous cessons d'être un enfant et devenons un adulte pour toujours. Cette croyance erronée peut perturber gravement l'existence affective d'un être humain. La nécessité de nous comporter en adultes nous conduit à écarter tout ce qui pourrait être interprété comme un manque de maturité. Puisque les larmes, le rire et la spontanéité appartiennent au domaine de l'enfance, il nous faut les éliminer de notre comportement.

Mais alors, pourquoi Jésus nous a-t-il enseigné : « En vérité je vous le dis, si vous ne retournez à l'état des enfants, vous n'entrerez pas dans le Royaume des Cieux » (Mt 18, 3) ? Il ne s'agissait en aucun cas d'exiger que notre croissance s'arrête au stade de l'enfance ; il voulait garder en nous les facultés proches de l'enfance, nous permettant d'être plus sensibles à la présence de Dieu. Les émotions de cet enfant que nous sommes encore, la confiance qu'il éprouve envers les autres, ses dons d'émerveillement et de respect nous sont absolument nécessaires pour notre ouverture au monde spirituel. Le Royaume de Dieu recèle quantité d'éléments irrationnels, incompréhensibles pour notre esprit logique et scientifique ; seul le petit enfant en nous peut s'aventurer dans ce domaine inconnu.

Et pourtant, la plupart des adultes se méprisent d'agir parfois d'une manière « puérile ». Nous imitons alors nos parents ou nos éducateurs et nous nous punissons nous-mêmes afin que cela ne se répète pas. La plupart des comportements destructeurs que l'on rencontre dans le monde d'aujourd'hui sont imputables à de telles « auto-punitions ».

Ce petit enfant que Jésus aimerait voir en nous trouve très difficile sa venue dans notre monde. Notre époque interdit même aux enfants de se comporter en enfants. En 1963, la *Play Schools Association* publiait une brochure où on lisait : « Être un enfant aujourd'hui n'est plus aussi facile. Huck Finn est un délinquant. Tom Sawyer ne travaille pas assez et Heidi vit en foyer d'accueil. Jim Hawkins est trop jeune pour servir sur les bateaux et qui donc permettrait à Alice de rester assise à ne rien faire, rêvassant par un bel après-midi d'été ?... De nos jours, l'enfant marche souvent sur une corde raide, entre la négligence parentale et la pression sociale. Il est trop sollicité ou pas du tout. Il peut même avoir oublié comment jouer... Les parents s'inquiètent de la réussite de leurs enfants avant même qu'ils aient quitté la maternelle. »

Jamais au cours des siècles autant de temps, d'attention, d'argent et d'énergie n'avaient été dépensés comme aux États-Unis aujourd'hui, pour l'éducation des enfants. Les parents consacrent la plus grande partie de leurs journées à leur progéniture :

loisirs, transport, éducation. Un jour, j'ai cru qu'il faudrait m'extraire « chirurgicalement » de derrière le volant de notre voiture, tellement je passais de temps à transporter nos cinq enfants, qui allaient d'une « expérience vitale » à une autre.

Pourtant, malgré toute cette attention dont l'enfant est l'objet, aucun d'entre nous ne voudrait être enfant dans le monde d'aujourd'hui. Notre société ne permet plus à l'enfance la conduite insouciante et spontanée qui la caractérisait autrefois.

L'un des meilleurs livres consacrés à ce sujet s'intitule *The conspiracy against childhood* [1], dans lequel le docteur Eda LaShan fait la remarque suivante :

> Trop souvent aujourd'hui, la relation avec nos enfants est tendue et frénétique. Nous ne savons plus nous comporter en parents, nous avons peur de guider et surveiller le comportement de nos enfants pour qu'ils puissent devenir des êtres responsables, avec un sens de la dignité et un but dans la vie. Nous leur évitons tout effort, les conduisant à l'école alors qu'ils pourraient parcourir le trajet à pied. Nous trouvons des raisons à leur nonchalance, les excusant pour le petit mot qu'ils n'ont pas écrit à leur grand-mère pour la remercier de son cadeau d'anniversaire. Par contre, nous leur faisons faire des choses pour lesquelles ils ne sont absolument pas prêts, comme d'apprendre les chiffres et les lettres à deux ans et demi.

L'auteur propose une théorie particulièrement intéressante selon laquelle, contrairement à la croyance populaire, notre attitude permissive envers les jeunes ne reflète pas la tendresse et la com-

---
[1] Atheneum Publishers, New York, 1967.

passion, mais au contraire un profond désir de réduire à néant les joies de l'enfance. Nous projetterions ainsi sur nos enfants toute la souffrance résultant des expériences douloureuses vécues au cours de notre propre enfance. Plus nous refusons d'admettre l'enfant qui persiste en nous, allant jusqu'à nier son existence, plus nous tentons d'empêcher notre entourage d'expérimenter l'enfance véritable.

Pourtant, les paroles de Jésus sont très claires à ce propos : nous ne pouvons pas entrer dans le royaume du Père sans devenir comme un enfant. Il dit que nous devons *nous faire* « petits comme ce petit enfant-là » (Mt 18, 4), ce qui implique un acte de volonté de notre part. Autrement dit, nous devons nous donner la permission de courir, de rire et de jouer dans la maison de notre Père.

La plupart d'entre nous doivent considérer cette thèse comme une menace. Nous avons tellement travaillé pour devenir des personnes adultes et indépendantes, on nous a si souvent félicités pour ces qualités. Sans l'amour de Jésus Christ, une telle vulnérabilité serait insupportable pour la plupart d'entre nous.

Il arrive souvent que certains souvenirs douloureux de notre enfance nous poussent à ériger des remparts contre l'amour que Dieu nous porte. Jésus nous apprend à nommer Dieu « notre Père », mais si notre conception de ce qu'est un père est faussée, nous pouvons résister fortement à ce rapport avec Dieu. Si notre père nous a élevés sévèrement, nous aurons tendance à juger de même notre Père céleste, craignant une punition rigoureuse à la moindre offense. Nous croyons que Dieu sera dur et exigeant envers nous. Comment pourrions-nous alors accepter de remettre notre vie entre ses mains ?

Si notre père naturel s'est avéré incapable de nous témoigner de l'affection, nous jugerons que nous sommes également indignes d'être aimés du reste du monde. « La vie d'un père, dit un écrivain français, jouit d'un mystérieux prestige : les heures passées à la maison, le bureau où il travaille, les objets qui l'entourent, ses recherches, ses hobbies, tout revêt un caractère sacré. » Nous avons tendance à prendre pour acquise la présence de notre mère, probablement parce que nous avons été habitués à recevoir son attention, mais l'attitude de notre père durant notre enfance peut affecter fortement notre personnalité. Nous voulons lui plaire, attirer son attention (surtout face à des frères et sœurs qui désirent le même privilège). Chaque petit garçon et chaque petite fille a l'ambition de devenir le favori de son père, et nous nous donnons parfois beaucoup de mal pour y parvenir.

De nombreuses femmes m'ont confié qu'elles sont devenues des sportives accomplies dans le seul but d'attirer l'attention de leur père. De nombreux hommes m'ont à leur tour raconté de quelle façon l'influence de leur père a déterminé le choix de leur profession.

Les thèmes du bonheur et de la souffrance liés à la relation père-enfant apparaissent souvent dans la littérature et au théâtre (*A lion in winter* en est un excellent exemple). L'Ancien Testament abonde d'exemples illustrant l'importance de l'approbation paternelle dans la vie des enfants. Rébecca l'avait parfaitement compris : elle conspira donc avec son fils Jacob pour lui obtenir la bénédiction de son père Isaac qui était sur le point de mourir. Sachant que Jacob ne pourrait réaliser sa destinée sans ce geste important de son père – et même si une telle faveur revenait de droit à Ésaü –, la mère obtint ainsi que Jacob devienne l'élu (cf. Gn 27).

Les petites filles, au cours de leur croissance, ont besoin d'être assurées de l'amour de leur père pour pouvoir assumer leur féminité. À notre époque, un grand nombre de femmes luttent pour obtenir ce à quoi elles avaient droit depuis longtemps, mais qui leur fut refusé pour diverses raisons. Mais la vraie libération de la femme doit venir du plus profond d'elles-mêmes, par la guérison de l'enfant qu'elles ont été, et qui s'est senti rejeté et mal aimé. Les femmes pourront alors participer plus efficacement, avec moins d'amertume et de révolte, à la construction d'un pays respectueux des droits de chacun.

J'avoue avoir éprouvé une certaine réticence à traiter du problème de l'inceste dans le cadre des problèmes liés à l'enfance, mais il aurait été tout à fait inconvenant de le passer sous silence. Lorsque j'ai commencé à pratiquer la prière de guérison intérieure, j'ai été stupéfaite en découvrant le grand nombre de personnes qui avouaient avoir subi des relations incestueuses. (L'inceste est officiellement défini comme une activité sexuelle entre des personnes ayant un lien de parenté trop rapproché pour leur permettre de se marier.) Je croyais qu'il y avait peut-être un nombre disproportionné de ce genre de cas chez les adultes que j'aidais, jusqu'à ce que mes discussions avec des membres de l'*Association of*

Christian Therapists m'aient convaincue de mon erreur.

Dans notre société, l'inceste est beaucoup plus répandu que nous ne voulons l'admettre, et le nombre de cas rapportés va sans cesse augmentant. Le problème existe depuis longtemps déjà, mais on en connaît mieux toute l'ampleur parce qu'on en parle maintenant avec plus de liberté.

En 1971, à la demande du département de probation juvénile du comté de Santa Clara, un psychologue de San Jose (Californie), Hank Giarretto, a mis sur pied un programme de soins pour enfants ayant souffert d'abus sexuels. À cette époque, les autorités évaluaient généralement le taux d'inceste dans la population à un cas par million d'habitants. Mais, dans un comté comptant un peu plus d'un million de personnes, blanches et appartenant à la classe moyenne pour la plupart, et avec un revenu moyen plus élevé que celui des autres villes de la Californie, Giarretto eut à traiter, durant la première année, non pas un, mais trente cas d'inceste. Six ans plus tard, il en avait plus de six cents. « Je crois qu'il y a un épidémie d'inceste en Amérique », déclarait-il alors [2].

À cause de la violente réprobation sociale qu'il engendre, ce fut, durant de nombreuses années, le péché le plus caché de notre pays. Les personnes ayant subi des rapports incestueux éprouvent un tel sentiment de culpabilité qu'elles se refusent même à en discuter avec les psychologues qui, des années

---

[2] Cf. l'article du *Democrat and Chronicle*, Rochester, New York, août 1977.

durant, leur font suivre une thérapie. Elles obéissent encore aux ordres qu'on leur a donné quand elles étaient enfant : « Si tu le dis à quelqu'un, je te tue ! », ou à d'autres menaces semblables.

Le type le plus fréquent de relations incestueuses semble être celui entre les filles et les membres plus âgés d'une famille – un frère, le père, un grand-père, un oncle. Mais il m'est aussi arrivé de prier pour des hommes profondément traumatisés par des activités sexuelles avec leur mère ou une sœur plus âgée. On retrouve aussi assez fréquemment l'inceste homosexuel entre des membres d'une famille.

Dans tous ces cas, le ressentiment, la honte et la peur engendrent des souffrances morales qui les marquent leur vie durant. Les personnes qui ont été abusées sexuellement durant leur enfance sont celles qui requièrent le plus de compassion et de soutien à long terme. Le fragile ego du petit enfant confiant a été durement atteint, et seuls le pouvoir de guérison de Jésus Christ et un environnement d'amour peuvent restaurer la confiance.

Nous ne pouvons pas, malgré tout, ignorer l'état lamentable dans lequel se trouve la personne qui a imposé ce genre d'activité sexuelle à un enfant. Son comportement n'est pas, le plus souvent, un péché de convoitise et de passion, mais la réaction à un sentiment d'impuissance qui prédomine dans sa vie. Au cours d'un reportage télévisé, un père avouait : « Je ne désirais pas vraiment de relations sexuelles. Je cherchais quelqu'un qui aurait autant eu besoin de moi que moi j'avais besoin de lui. » Nos groupes de prière et nos églises devraient essayer de regarder au-delà du péché et tenter de comprendre le désarroi du pécheur ; nous pourrions alors guider nombre d'entre eux vers l'amour purificateur de Jésus qui, seul, peut nous libérer de nos fautes.

Parfois, le plus grand cadeau de guérison que nous pouvons faire à ceux qui ont été traumatisés par l'inceste est de leur permette de finalement en parler. Aussi longtemps qu'il demeure le péché « impardonnable » et « innommable », il n'y a pas de guérison possible. Il est donc important de ne pas porter de jugements envers ceux qui souffrent déjà profondément. En psychiatrie, déclare Morton Kelsey, cinquante pour cent du traitement consiste à ne pas juger, à aimer, à écouter. Pour amorcer le processus libérateur, il faut ainsi être à l'écoute, et inviter Jésus à éclairer de sa présence les souvenirs douloureux.

Au cours de notre enfance, l'entrée à l'école est l'étape qui marque notre premier contact avec la société. La fréquentation de personnes étrangères au cercle familial habituel peut engendrer de grosses perturbations qui peuvent avoir besoin de guérison si nous voulons devenir des adultes socialement équilibrés. Les remontrances et les punitions de nos enseignants risquent de nous faire redouter un même type de comportement émanant des personnes dont nous dépendrons plus tard – nos employeurs entre autres, ce qui nous rend constamment tendus au travail. Dans le domaine scolaire, la compétition qui nous oblige à toujours nous comparer à nos compagnons de classe peut engendrer des sentiments d'infériorité : nous avons alors de la difficulté à établir des relations d'égal à égal.

L'enfance

Un membre d'un groupe de prière sollicita des prières d'intercession pour l'aider à s'exprimer publiquement lors des rencontres de prières. Elle avait souvent une parole des Écritures ou une prophétie pour le groupe, mais l'idée seule de partager ces messages la terrorisait. Discutant de son problème, elle avoua que son handicap ne se limitait pas aux réunions de prières mais la gênait dans toutes les circonstances de sa vie : elle devenait muette dès qu'elle avait plus de deux personnes en face d'elle.

Elle me confia une fois certains souvenirs d'enfance ; entre autres la peur et la tension qu'elle avait connues à l'école à cause de l'un de ses enseignants. Il lui arriva un jour de ne pouvoir réciter les quelques vers de poésie qu'elle avait à apprendre ; le professeur la força alors à rester debout dans l'allée jusqu'à la fin du cours, un sac de papier sur la tête. Terrifiée d'être ainsi mise à l'écart, elle avait mouillé sa culotte, provoquant le rire de ses camarades. Elle devint ensuite l'objet de nombreuses plaisanteries cruelles et chercha désormais toutes les astuces possibles pour ne plus jamais avoir à réciter en classe.

Il était évident que le mécanisme de fuite élaboré par l'enfant fonctionnait toujours dans sa vie d'adulte, et nous avons prié pour obtenir la guérison de ces souvenirs cruels. Petit à petit, elle commença à partager ses dons spirituels avec le groupe de prière, le Seigneur lui donnant le courage de proclamer sa parole.

Au cours de notre enfance, nos relations avec nos frères et sœurs peuvent aussi engendrer des conflits. L'expression « rivalité entre frère et sœur » illustre parfaitement ce conflit, cette tendance naturelle nous poussant à rivaliser avec les autres enfants de la famille. Comme je l'ai expliqué précédemment, chacun de nous désire être le favori. Ce type de rivalité ne s'avère pas nécessairement destructeur, car les rapports entre frère et sœur peuvent constituer une source de stimulation et de défi. Le petit garçon, en cherchant à imiter la personnalité de son frère plus âgé et plus sage, se réfère à un modèle qui peut favoriser sa croissance, surtout si le grand frère est prêt à lui consacrer un peu d'attention.

Cependant, il peut exister des éléments perturbateurs entre frères et sœurs, et nous devons les affronter afin de surmonter l'égoïsme de l'enfant qui est en nous. La sœur aînée qui prenait soin de nous alors que nos parents travaillaient peut avoir imposé une discipline excessive. La présence d'un frère ou d'une sœur handicapés exigeant plus de soins et d'attention a pu nous inspirer des sentiments secrets de haine et de ressentiment qui doivent être soumis à la lumière de Jésus Christ et pardonnés par lui. Il est aussi possible que nous ressentions un besoin de guérison pour les torts occasionnés par l'un de nos frères ou sœurs plus jeunes, qui nous dénonçait injustement, pour que nous soyons punis à sa place.

Une longue maladie, un séjour à l'hôpital nous perturbent à tout âge, mais plus particulièrement au cours de l'enfance. Nous nous sentons alors différents parce que nous ne pouvons courir ni jouer avec « les autres enfants », et nous ressentons de la solitude et de l'isolement. Comme il faut de plus essayer de nous maintenir à jour dans nos travaux scolaires, nous sommes soumis à une contrainte supplémentaire qui aboutit à un sentiment d'incompétence et de médiocrité. Être confiés temporairement à des étrangers, moins aimants et compréhensifs que les membres de notre famille, peut nous causer une peur terrible. Dans toutes ces situations, l'intervention de Jésus apporte un réconfort lorsque nous le prions d'effacer les souvenirs traumatisants, qu'ils concernent le domaine physique ou affectif.

La mort d'un proche parent est sans conteste possible une expérience déchirante pour chacun d'entre nous, quel que soit notre stade de développement. Elle peut être la source inconsciente d'une grande tension intérieure si, en nous ordonnant : « Agis comme un homme » ou « Une grande fille ne pleure pas », l'on ne nous permet pas d'extérioriser notre peine. De tels interdits nous forcent à enfouir au fond de nous des sentiments de colère, de culpabilité ou de peine, et nous empêchent de vivre normalement nos émotions quotidiennes.

Lors d'un séminaire de guérison, un participant nous demanda de prier pour lui parce qu'il était incapable de se comporter en père avec ses deux jeunes garçons. Il les aimait beaucoup, mais il évitait de leur exprimer ouvertement ses sentiments, trouvant rarement le temps de faire tout ce qu'habituellement un père et son fils aiment faire ensemble. Il était bouleversé à l'idée qu'un père chrétien puisse se comporter de la sorte. Nous avons longtemps parlé de son passé et il nous a confié que son propre père était décédé alors qu'il n'avait que cinq ans.

Lorsque je lui demandai de quelle façon il avait appris la mort de son père, il répondit : « Ma mère m'a dit que Jésus était venu chercher mon papa pour l'emmener au ciel, et que désormais je devais devenir l'homme de la famille. » Il n'a pleuré ni au funérarium ni au cimetière car sa grand-mère lui avait recommandé d'être « un brave petit soldat pour que maman soit fière de toi ». Toutes ces émotions réprimées étaient évidemment demeurées enfouies au plus profond de lui. Il ne pouvait communiquer avec ses propres fils parce qu'il continuait de refuser l'existence de l'enfant qu'il était aussi, perpétuant toujours l'ordre qui lui avait été donné autrefois.

Nous avons prié ensemble, demandant à Jésus de permettre au petit garçon encore en lui de pleurer son père et de libérer les émotions qu'il avait réprimées depuis si longtemps. Les sanglots montèrent du plus profond de cet homme qui pleurait sur la solitude et la souffrance vécues durant ses années de croissance. Je fus très heureuse, quelques mois plus tard, de recevoir une lettre de lui, dans laquelle il décrivait en détail les expériences vécues avec ses fils au cours d'une fin de semaine en camping.

Il est intéressant de noter qu'au cours de l'enfance, la séparation d'avec un animal favori, ou la mort de celui-ci, peuvent être source de souffrance intérieure. Contrairement aux adultes, les enfants ne font pas de distinction entre animaux et êtres humains. Ils peuvent établir une relation d'amour avec n'importe quel être vivant et en retirer un sentiment d'accomplissement et d'appartenance, qui explique le vide et la souffrance ressentis quand l'animal leur est enlevé.

J'ai prié avec une femme qui, des années durant, a souffert d'instabilité affective parce que sa mère, pour la punir d'avoir négligé ses tâches ménagères, a empoisonné son lapin. Il faut guérir les souffrances nées d'une telle cruauté afin que nous puissions à nouveau faire confiance aux autres.

L'enfant dont les parents ont divorcé doit généralement affronter des sentiments profonds d'insécurité, de colère et de solitude. S'il tente de garder son équilibre dans le contexte troublé qui est le sien, il risque d'être soumis à un stress qui le poussera à mal se conduire à l'école, à voler ou à mentir : ce sera sa façon d'attirer l'attention pour tenter d'apaiser sa souffrance. Les enfants se sentent étroitement concernés par le bonheur de leurs parents, étant donné que leur sécurité dépend essentiellement de la cohésion de la famille. Si ses parents se séparent, l'enfant se sentira coupable : son amour n'aura pas été suffisant pour leur permettre de se retrouver. On doit absolument le libérer du fardeau de cette fausse culpabilité, sinon il continuera à s'accuser et à ressentir de l'échec longtemps après être sorti de l'enfance.

Les fréquents déménagements, qui rendent plus difficiles les amitiés durables et un véritable enracinement, peuvent aussi engendrer un sentiment d'insécurité. Dans *Good grief* [3], le fascicule très pertinent qu'il a écrit sur la souffrance, Granger Westberg déclare : « Nos années d'enseignement dans les hôpitaux et les centres médicaux nous ont permis de remarquer le grand nombre de personnes malades ou perturbées qui viennent à l'hôpital à cause d'une

---
[3] Fortress Press, Philadelphia, 1962.

telle expérience de déracinement (par exemple un déménagement). J'ai vu des enfants souffrir d'angoisse trois mois avant un déménagement, et trois mois ou plus après l'événement. » Lorsque nous demandons au Seigneur de nous guérir des souffrances de notre enfance, celle-ci ne doit pas être omise.

Chacun d'entre nous pourrait puiser dans ses souvenirs d'enfance pour compléter cette liste d'expériences pénibles. Nous pouvons soumettre à l'amour de Jésus les souvenirs douloureux dont nous avons conscience, pour qu'il puisse nous guérir. Mais d'autres blessures, dont nous ne nous souvenons plus que confusément, restent enfouies en nous. Peu importe, l'Esprit Saint peut démêler le réel et l'imaginaire pour nous conduire vers la vérité tout entière.

Prière

Seigneur Jésus Christ, je te demande de retourner avec moi à cette période de ma vie qu'on appelle l'enfance. C'est toi qui me commandes de redevenir un petit enfant ; aide-moi alors à vaincre toute résistance en moi.

Interviens pour les moments de ma vie où l'on m'a ordonné d'agir comme un adulte, ce qui m'a fait croire qu'un comportement d'enfant était inacceptable. Aide-moi à retrouver l'émerveillement du petit enfant en moi. Permets-moi de goûter à nouveau à la beauté du monde que tu as créé et de me sentir apaisé à la vue des nuages, des papillons et des fleurs. Que mon esprit se réjouisse du chant des oiseaux et des chaudes brises de l'été, et que j'entende toute la création murmurer ton nom.

Seigneur, guéris-moi de toutes mes difficultés à m'adresser à Dieu comme à un Père. Si mes rapports avec mon père naturel ont engendré la peur, que ton amour parfait efface toute tension et toute anxiété du passé, afin que je puisse m'approcher du Père avec confiance et le cœur ouvert. Si mon père a été distant ou m'a rejeté, je te prie de remplir ces zones vides en moi par ta présence positive et accueillante. Parle-moi comme tu l'as fait par le prophète Isaïe : « Je t'ai appelé par ton nom : tu es à moi. Car tu comptes beaucoup à mes yeux, tu as du prix et je t'aime » (Is 43, 1.4). Permets-moi de croire que je suis vraiment précieux à tes yeux.

Jésus, tu t'indignais lorsque tes disciples tentaient d'empêcher les enfants de venir sur tes genoux. « Laissez les petits enfants et ne les empêchez pas de venir à moi ; car c'est à leurs pareils qu'appartient le Royaume des Cieux » (Mt 19, 14). Tu as toujours eu du temps pour les enfants, jouant avec eux, leur racontant des histoires. Accorde-moi la même attention aujourd'hui. Que le petit enfant en moi réponde à ton invitation de « venir à toi » et abandonne toute résistance à ton amour. Permets-moi de m'abandonner en toute confiance à ta tendresse, et guéris-moi des souvenirs des relations qui, dans mon enfance, m'ont effrayé et blessé.

Bénis tous les membres de ma famille, aujourd'hui et chaque jour, et aide-moi à les voir par tes yeux. Si je garde rancune à mes frères et sœurs, que ton amour me permette de leur pardonner et détruise cet obstacle au passage de ta grâce. Je te prie d'apaiser par la lumière de ton amour les ressentiments que j'éprouve encore envers mes parents. Que mes parents soient encore vivants ou qu'ils demeurent maintenant près de toi, apprends-leur que ma relation avec eux est réconciliée par ton Esprit.

Je te prie d'intervenir aussi pour toutes les expériences traumatisantes que j'ai vécues à l'école, et qui affectent encore ma relation aux autres. Permets que j'imagine ta présence auprès de moi durant mes années scolaires, assis à mon pupitre, m'aidant dans mes études et me protégeant de toute menace venant de mes compagnons ou de mes professeurs.

Libère-moi de la souffrance provoquée par les abus physiques ou sexuels qui m'ont été infligés. Jésus, tu sais tout de la honte et de l'humiliation de ces blessures qui me rongent encore. Que je sente la douceur de ton geste m'absolvant de tout sentiment de péché, me purifiant et me rendant l'estime de moi. Comme dit le psalmiste :

> Ôte mes taches avec l'hysope, je serai pur ;
> Lave-moi : je serai blanc plus que neige.
> Rends-moi le son de la joie et de la fête :
> Qu'ils dansent, les os que tu broyas !
> Détourne ta face de mes fautes,
> Et tout mon mal, efface-le.
> Dieu, crée pour moi un cœur pur.
>
> (Ps 51, 9-12)

Aide-moi à croire que ton précieux sang m'a lavé de toute souillure. Que ta grâce m'aide à vaincre les sentiments de trahison et de rancune, afin que renaisse ma confiance aux autres.

Jésus, si je pleure encore un être cher mort lorsque j'étais enfant, je te prie de me soulager de ce fardeau. Rends-moi capable de te confier enfin cette personne, sachant désormais qu'un jour nous nous retrouverons au ciel. Que ton amour me réconforte, que les tristesses et les chagrins soient vraiment changés en joie.

Que tout ce qui concerne mon enfance te soit confié afin que ce qui est bon demeure et que les obstacles soient abattus.

Je sais que tu continueras de combler cette partie de ma vie de la grâce nécessaire à la guérison, et que tu répondras à ma prière, quand et comme tu le voudras.

Amen.

6
L'adolescence

L'ADOLESCENCE, selon la définition du dictionnaire, est la période comprise entre 12 et 20 ans, qui marque le passage de l'enfance à l'âge adulte.

Ainsi définie, cette période semble plutôt banale, mais en réalité, c'est une étape de la vie extrêmement douloureuse pour la plupart d'entre nous. L'être humain subit alors plus de tensions intérieures et extérieures que lors de toute autre période de sa vie. De récentes statistiques sur le suicide témoignent de cette réalité : aux États-Unis le suicide est la deuxième cause de décès chez les jeunes de 15 à 25 ans. Être jeune ne signifie pas être exempt de problèmes.

Nos cinq enfants étant nés dans un intervalle de six ans, nous avons eu la chance de les voir vivre cette période ensemble. En affrontant leurs crises et leurs conflits quotidiens, j'ai rapidement perdu les douces illusions que j'avais pu garder de mes années à l'école secondaire. Je revois encore notre fille Beth, âgée de quinze ans, assise sur son lit, et vidant son cœur : « Je ne comprends pas ce qui m'arrive ! J'éprouve toutes sortes de sentiments que je n'ai jamais ressentis auparavant ! »

Cette phrase résume la substance même du processus de l'adolescence, qui consiste à essayer de démêler des sentiments qui nous dépassent en tâchant de les maîtriser un tant soit peu. Cela peut devenir une tâche effrayante sans le support affectif des parents, des professeurs et des autres adultes en qui l'on a confiance.

Les adolescents de seize ans souffrent souvent d'un genre de dépression nerveuse lorsqu'ils se débattent au milieu des myriades d'impulsions de leur système nerveux. Il leur faut subir une croissance accélérée (si seulement les vêtements étaient conçus pour grandir en même temps qu'eux !), et s'accommoder d'une foule d'émotions qui leur étaient jusqu'alors inconnues. Pour ajouter à leur calvaire, on leur demande d'être performants en classe, d'appartenir à l'équipe de basketball, de travailler à temps partiel et déjà décider de leur carrière future ! Pendant qu'ils se démènent dans toute cette confusion, tante Suzie apparaît pour leur déclarer : « Profites-en, mon petit, ce sont les meilleures années de ta vie. » Et l'on s'étonne que les adultes leur paraissent stupides ! Si ce qu'ils vivent alors illustre ce que la vie aura de meilleur à leur offrir, l'on ne peut les blâmer de se refuser à devenir adultes.

S'il est vrai que les pressions subies actuellement par les jeunes sont plus importantes que celles vécues par les générations passées, notre propre traversée de l'adolescence n'en fut pas moins douloureuse sous plusieurs aspects. Le désir de se libérer de l'influence parentale et le besoin de prendre librement des décisions ont toujours été sources de tensions entre les parents et leurs enfants. Le désir de suivre son propre chemin et de se réaliser remonte à l'histoire de l'enfant prodigue, et aboutit toujours aux mêmes résultats. Nous ne pourrons jamais satisfaire notre aspiration véritable, qui est le désir d'une libération spirituelle, en nous abandonnant à nos pulsions intérieures. Saint Augustin a mené quarante années durant une vie uniquement dédiée à la satisfaction de plaisirs égoïstes, avant d'admettre finalement : « Mon cœur ne trouvera jamais le repos s'il ne repose en toi, Seigneur. » L'histoire de son combat permanent contre le monde, la chair et le diable, devrait réconforter tous les parents qui voient leurs enfants s'engager dans des voies qui les éloignent du Seigneur.

Cet homme, qui est devenu un docteur de l'Église, a toujours attribué sa conversion aux prières fidèles de sa mère, Monique. Il ne faut jamais sous-estimer l'importance de la prière des parents désireux de garder l'amour protecteur de Jésus autour de leurs enfants. Si le Seigneur nous envoie des enfants, il nous donne aussi une autorité spirituelle sur leur vie ; nos prières pour eux détiennent donc un pouvoir spécial contre les ruses du malin. Bienheureux l'enfant dont les parents comprennent cette vérité !

Les conflits de volonté entre les parents et les enfants dégénèrent souvent en une lutte de pouvoir, cause de nombreuses altercations. Si les parents sont conscients que leurs enfants les mettent à l'épreuve, ils résisteront malgré les discussions, donnant ainsi une certaine stabilité à la vie de leurs adolescents. Généralement, les adolescents appellent au secours, comprenant qu'ils ne peuvent maîtriser leurs émotions ; ils éprouvent le besoin désespéré de se persuader que quelqu'un les aidera. Même s'ils semblent apparemment se révolter, les enfants sont vraiment persuadés que leurs parents les aiment lorsqu'ils appliquent une saine discipline.

Il est souvent arrivé que les amis de nos enfants me disent : « Un tel peut faire tout ce qu'il veut... ses parents ne s'intéressent pas à lui. » Mais chez eux, espérant quelque permission, ils affirment probablement à leurs parents que leur ami a de la chance de jouir d'autant de liberté. Un exemple parfait de l'ambivalence caractéristique de l'adolescence.

Si elle engendre un comportement destructeur, la confrontation de l'enfant à l'autorité parentale peut se répercuter jusque dans l'âge adulte. De nombreuses personnes ont passé la plus grande partie de leur vie d'adulte à tenter de prouver à leurs parents qu'ils étaient enfin indépendants. Cette attitude est importante lors des phases initiales du détachement, et nous devons toujours garder un profond respect pour nos parents ; mais il arrive un moment où chercher à plaire au Seigneur devrait être notre objectif principal. Cette lutte intérieure pour notre libération spirituelle peut nous conduire à la découverte, au plus profond de nous, de conflits parents-enfant qui n'ont pas été résolus sainement, et qui nous poussent inconsciemment à essayer encore de nous affranchir de l'autorité parentale. S'il arrivait que les disputes ne puissent se conclure par un geste de réconciliation, comme une étreinte chaleureuse, malgré les divergences d'opinion, la brèche ouverte entre le parent concerné et son enfant pourrait causer à celui-ci un profond sentiment d'angoisse rendant difficile l'accès au prochain stade de développement. Inconsciemment, nous essayons toujours d'apaiser nos souffrances passées, drainant une bonne partie de notre énergie mentale. Il est impossible d'éviter les conflits au cours de l'adolescence ; mais, si nous agissons avec fermeté et amour, nous apprendrons à dominer efficacement notre colère.

Les séquelles des problèmes surgissant dans les familles qui n'ont pas permis que s'extériorisent les sentiments de colère, où l'on a occulté ces émotions par toutes sortes de subterfuges, peuvent plus tard se révéler comme un lourd handicap. Une personne ayant subi un tel conditionnement, et qui en épouse une autre habituée à toujours exprimer ses sentiments, risque de se sentir embarrassée et de se replier sur elle-même. Une bonne partie du traitement donné aujourd'hui dans les hôpitaux psychiatriques porte sur l'importance du lien entre les sentiments et la maturité.

J'ai travaillé un an dans un hôpital psychiatrique où nous consacrions des heures aux patients, à tenter de soulager leur angoisse en leur révélant les causes de leur comportement. C'était un travail très frustrant parce que, pour beaucoup d'entre eux, la découverte de la cause de leurs problèmes ne les apaisait qu'à peine. Lorsque je me mis à pratiquer la prière de guérison et que j'eus appris ce qu'est la guérison intérieure, je fus persuadée d'avoir enfin découvert la réponse à toutes ces souffrances. Le premier pas est franchi lorsque nous comprenons la cause de notre comportement ; mais la véritable libération ne peut advenir que lorsque nous invitons Jésus à nous affranchir des chaînes de notre passé. Dieu nous a dotés d'une grande puissance émotionnelle, mais nous ne pourrons l'exprimer positivement qu'en lui permettant de nous enseigner à l'équilibrer.

Je me souviens avoir prié avec un homme d'affaires d'âge moyen qui se plaignait de vivre des périodes d'angoisse affectant son travail. Les pressions quotidiennes habituelles ne justifiaient en rien les vagues de terreur dont il était de plus en plus la proie.

Comme nous discutions de sa vie, il se décrivit lui-même comme très obstiné et déterminé, reconnaissant que parfois ce trait de caractère lui avait causé problème. Je lui demandai de me fournir un exemple ; il me raconta ainsi la dispute qui l'avait opposé à son père au sujet de l'utilisation de sa voiture, et dont il se souvenait encore. Malgré les avertissements de son père, il se servit du véhicule et fut impliqué dans un accident qui la détruisit complètement. Il ne fut heureusement pas blessé mais, en arrivant à la maison, il vit une ambulance sortir de l'entrée lumières allumées et sirène hurlante. Son père mourut d'une attaque cardiaque sur le chemin de l'hôpital et ils n'eurent donc jamais l'occasion de se réconcilier.

Je tentai de lui expliquer que mettre un point final à cet événement passé remédierait peut-être à son angoisse. « Mon père est mort, comment puis-je faire la paix avec lui ? », me demanda-t-il. Je lui déclarai simplement que le Seigneur Jésus Christ, qui est le seul médiateur entre Dieu et les hommes (1 Tm 2, 5), pourrait le faire. Je lui dis : « Demandez à Jésus de dire à votre père à quel point vous regrettez de lui avoir désobéi et demandez au Seigneur de vous pardonner votre désobéissance. » Sa prière fut très brève, contenant très peu d'émotion, mais j'ai appris que la puissance de Jésus Christ guérit sans que l'on manifeste nécessairement de l'émotion pendant la prière. Un laps de temps est souvent nécessaire avant que le subconscient ne soit touché et libéré. Agnes Sandford, l'écrivain qui a travaillé sans relâche à faire connaître la guérison intérieure, a surnommé l'inconscient « Junior ». Elle écrit : « Il faut parfois un certain temps avant que " Junior " ne reçoive le message de guérison, mais il faut faire confiance au Seigneur : rien ne peut entraver la prière de foi. »

Quant à l'homme d'affaires, il me téléphona plusieurs jours plus tard pour me décrire son rêve de la nuit précédente, dans lequel Jésus était debout près de son père, l'entourant de son bras. Tous deux souriaient et le Seigneur lui déclara : « Ne t'inquiète plus, Barry, tout va bien maintenant. » Il s'éveilla avec un merveilleux sentiment de paix qui semblait indiquer le début d'un processus de libération. Aux dernières nouvelles, les accès d'angoisse devenaient moins fréquents, et il continuait à chercher la volonté du Seigneur dans sa vie.

Cet exemple met en lumière le besoin profond de pardon dans le processus de guérison intérieure. Dans mon premier volume *Healing prayer* [1], j'écrivais : « C'est essentiellement le refus de pardonner qui nous empêche de prier pour nous-mêmes ou pour les autres. C'est une véritable barrière invisible entre le Père et nous ; elle empêche ses grâces

---

[1] Ave Maria Press, Notre Dame, Indiana, 1976.

d'arriver jusqu'à nous ou jusqu'à ceux pour qui nous prions. »

J'ai écrit ces lignes il y a cinq ans, et je reste tout aussi fermement convaincue que nous érigeons de gros obstacles à l'amour de Dieu lorsque nous nous cramponnons à nos ressentiments et que nous justifions notre attitude par une « sainte colère ».

S'il en est un qui aurait le « droit » de se sentir amer et blessé dans sa sensibilité, c'est bien Jésus. On se moqua de lui, on le tortura, les foules l'insultèrent, la plupart de ses amis et parents l'abandonnèrent. Pourtant, à ses moments d'agonie extrême, il a prié, disant : « Père, pardonne-leur, ils ne savent ce qu'ils font ! » (Lc 23, 34). Jésus savait que son action rédemptrice ne serait pas complète si l'humain en lui ne pardonnait à tous ceux qui avaient participé de quelque façon à sa crucifixion.

Ainsi, en refusant de pardonner, nous ne pouvons prétendre offrir notre vie au Père et lui demander notre guérison intérieure. Il est normal que l'adolescent blâme ses parents (et tous ceux qui personnifient l'autorité), les rendant responsables de sa détresse. Ils se sentent agressés et impuissants, ils recherchent donc hors d'eux l'origine de cette souffrance. Les parents deviennent ainsi la cible naturelle et la cause de leur malheur.

Si cette attitude persiste jusqu'à l'âge adulte et s'érige en habitude, elle peut empêcher notre maturité affective. Si nous blâmons les autres pour nos actions, si nous refusons d'assumer nos responsabilités, cela signifie que nous en sommes restés au stade de l'adolescence. En pardonnant à ceux qui nous semblent incarner la cause de nos problèmes, nous ferons un grand pas dans l'apprentissage d'un contrôle plus efficace de notre vie émotionnelle.

Cela peut aussi nous aider à observer le commandement nous incitant à honorer (respecter) nos parents. Il est intéressant de remarquer qu'il s'agit là du seul commandement contenant une promesse : « Honore ton père et ta mère comme te l'a commandé Yahvé ton Dieu, afin que se prolongent tes jours et que tu sois heureux sur la terre que Yahvé ton Dieu te donne » (Dt 5, 16). En refusant d'observer ce commandement, nous nous causons en fait un grand préjudice, car nous nous privons des grâces promises par Dieu.

La période de l'adolescence est caractérisée par la pression des pairs, le désir d'être accepté par les amis et compagnons de classe. Les adolescents sont si embarrassés d'eux-mêmes qu'ils évitent absolument d'attirer l'attention (hormis dans le domaine du sport où les performances individuelles sont tolérables). Se conformer au groupe nous permet d'être acceptés comme des personnes valables et nous nous efforçons désespérément d'adhérer à cette ligne de conduite durant l'adolescence. Je me rappelle encore la veste de vinyle bleu pâle et les chaussures de daim blanc que nous portions à l'école secondaire. Quel symbole de statut social était-ce alors !

Ces comportements juvéniles sont foncièrement inoffensifs ; mais qu'advient-il à l'adolescent qui s'est senti rejeté par ses pairs ? Qu'en est-il de celui qui traverse l'adolescence en solitaire, qui est peut-être obligé de quitter l'école avant d'avoir obtenu son diplôme ? Il en résulte généralement un sentiment persistant de médiocrité et d'infériorité.

Une chanson populaire, écrite et interprétée par Janis Ian dans les années 1970, illustre parfaitement cette période :

À 17 ans, j'ai découvert la vérité
que l'amour était réservé aux reines de beauté
et aux filles du secondaire, souriantes et au teint clair ;
elles se marient très tôt et s'en vont ensuite.
Je n'ai jamais connu la Saint-Valentin,
les charades entre jeunes, le vendredi soir
étaient l'apanage d'une plus belle...
À 17 ans j'ai découvert la vérité.
Pour celles d'entre nous qui ont connu la souffrance
Des valentins qui ne sont jamais venus,
Et celles dont les noms n'étaient jamais appelés
quand on faisait les équipes de basketball...
Il y a longtemps, c'était loin d'ici,
le monde était plus jeune qu'aujourd'hui,
Et les rêves étaient tout ce qu'on donnait gratuitement
à des laiderons comme moi, à 17 ans [2].

Les remarques et les plaisanteries que se font entre eux les camarades de classe marquent cruellement le fragile ego de l'adolescent et occasionnent des blessures qui ne guériront pas facilement. Un jeune au corps malingre dont on se moque dans le vestiaire (ceci vaut pour les deux sexes) finit pas se persuader qu'il n'est pas « à la hauteur » ; son épanouissement sexuel en sera gravement perturbé.

---

[2] Janis Ian, le copyright appartenant à Mine Music and April Music, Inc., 1974

Les poignantes histoires d'amour entre adolescents pourraient servir de thème à des romans mais, en fait, elles recèlent de grandes souffrances. Je me souviens avoir prié avec un jeune homme qui éprouvait beaucoup de difficulté à communiquer avec sa femme. Il ne pouvait absolument pas croire qu'elle l'aimait et, malgré tous les efforts qu'elle faisait pour tenter de le convaincre, il demeurait sceptique et méfiant. Le rétablissement ne survint que lorsque je demandai à Jésus de le guérir du sentiment de rejet qu'il avait vécu au collège lorsque son amie de cœur l'abandonna pour un autre. Le souvenir de cet épisode était si douloureux qu'il avait décidé de ne jamais plus faire confiance à une fille. Une telle décision n'est jamais anodine pour le subconscient, qui émet alors un signal d'alarme dès que l'éventualité d'une relation basée sur la confiance apparaît. La période de l'adolescence renferme souvent beaucoup de souvenirs de relations brisées, de promesses brisées et de cœurs brisés. Nous ne pourrons soulager nos peines et guérir nos blessures qu'en acceptant de soumettre ces souvenirs à la lumière de l'amour de Dieu.

Qu'en est-il de la personne qui, pour prouver son indépendance, en arrive à se détruire en s'adonnant à l'alcool, à la drogue, au vol ou à la débauche ? Le sentiment de culpabilité engendré par cette conduite doit être rejeté pour que l'estime de soi ne disparaisse pas à jamais. Confesser nos fautes, particulièrement dans le sacrement de réconciliation (tel qu'il a été traité au début de ce livre), peut s'avérer extrêmement bienfaisant. Le Seigneur désire ardemment nous libérer de ces chaînes du passé, mais, même s'il s'agit de nous faire bénéficier de ses grâces, il se refusera à influencer notre libre arbitre. Jetant un regard sur la ville sainte, il s'est écrié : « Jérusalem, Jérusalem... combien de fois ai-je voulu rassembler tes enfants à la manière dont une poule rassemble ses poussins sous ses ailes... et vous n'avez pas voulu ! » (Mt 23, 37). Ce n'est qu'à notre requête que Jésus peut absoudre notre nature rebelle et nous donner une vie nouvelle. Il attend patiemment que nous cessions d'essayer de nous rendre meilleurs, pour finalement accepter de nous abandonner totalement à lui, afin qu'il nous apporte la paix.

Le développement sexuel rapide qui survient durant l'adolescence peut être une grande source de conflits. Les adolescents discutent souvent entre eux des moyens de dominer ces puissantes pulsions. Les fausses informations et les expériences sexuelles risquent de leur occasionner tout au long de leur vie beaucoup de souffrances.

Bon nombre de personnes sont incapables de bâtir une saine et heureuse relation sexuelle à cause de la mauvaise éducation qui leur a été inculquée dans ce domaine par leurs parents. Cela peut varier de la défense absolue à une extrême permissivité, reflétant toutes deux une conception erronée de la sexualité.

Notre initiation sexuelle influe de multiples façons sur notre sexualité adulte ; je ne peux prétendre les étudier toutes. Après des décennies de tabou, les rayons des librairies regorgent d'ouvrages qui sont consacrés à ce domaine. En ce qui nous concerne, dans le cadre de la prière de guérison, ces problèmes d'ordre sexuel *peuvent* être guéris et aboutir à un nouvel équilibre par l'intervention du Seigneur.

Il s'agit là d'une évidence, si l'on se souvient que Jésus est ressuscité d'entre les morts en tant qu'être humain et que sa sexualité fait partie de sa présence de ressuscité. Nous pouvons lui demander de guérir ces blessures particulières par la plénitude de son être, et d'effacer définitivement en nous les influences néfastes, l'hypocrisie et la peur.

De nouveau, l'importance de Marie, mère de Jésus, devient manifeste pour les femmes. Nous éprouvons de la difficulté à nous identifier à la sexualité masculine de Jésus, mais nous pouvons lui demander de bénir notre féminité, comme il l'a fait pour Marie quand l'Esprit Saint vint sur elle lorsqu'elle accepta de devenir la mère du Sauveur. Sa féminité a été transcendée par le Père car elle n'a pas craint d'abandonner cette partie de son être à ses soins.

Les nombreux passages de l'Écriture qui assimilent notre vie spirituelle à un mariage peuvent s'avérer de précieuses sources de méditation pour le processus de guérison intérieure. Voici un passage particulièrement approprié pour les femmes ayant une piètre estime d'elles-mêmes ; c'est celui d'Isaïe 62, 3-5 :

> Tu seras une couronne de splendeur dans la main de Yahvé,
> un turban royal dans la main de ton Dieu.
> On ne te dira plus : « Délaissée »
> et de ta terre on ne dira plus : « Désolation ».
> Mais on t'appellera : « Mon plaisir est en elle »
> et ta terre : « Épousée ».

> Car Yahvé trouvera en toi son plaisir,
> et ta terre sera épousée.
> Comme un jeune homme épouse une vierge,
> ton bâtisseur t'épousera.
> Et c'est la joie de l'époux au sujet de l'épouse
> que ton Dieu éprouvera à ton sujet.

Jésus veut nous guérir pour que notre sexualité soit source de vie et non obstacle à la vie. En apprenant à nous accepter en tant qu'homme, ou en tant que femme, assumant pleinement notre sexualité – et ceci est tout aussi valable pour ceux qui ne sont pas mariés – nous pourrons devenir une inépuisable source de créativité. Je travaille beaucoup auprès de personnes ayant opté pour le célibat, qu'elles soient des religieuses, des prêtres ou des frères. Leur vocation n'atteint jamais la plénitude tant qu'ils n'ont pas affronté le problème de leur sexualité, l'acceptant et apprenant à l'intégrer à leur engagement envers le Seigneur.

Le monde de l'adolescence est imprévisible, déroutant et terrifiant, rempli de tensions continuelles ; mais, il offre aussi des défis qui peuvent aboutir à une meilleure compréhension de nous-mêmes, de Dieu et des autres. La vie n'offre aucune garantie contre la douleur. Dans mon bureau, j'ai affiché une devise qui dit : « Pas de douleur, pas de faveur. » Les souffrances que nous subissons nous aident à devenir plus sensibles au monde qui nous entoure, de même qu'au monde spirituel. Nous ne pourrions préparer un enfant à la vie sur notre planète en l'isolant dans un environnement exempt de microbes ; de la même manière, il serait vain d'espérer que l'être humain s'intègre plus facilement en se protégeant de tout traumatisme. En apprenant à s'adapter aux micro-organismes, nos corps s'immunisent contre de nombreuses maladies ; en affrontant les perpétuels problèmes de la vie quotidienne, nos esprits acquièrent de la sagesse et de la compréhension. Tenter de fuir les traumatismes liés à notre existence sur terre en nous adonnant à la drogue, à l'alcool ou à tout autre moyen d'évasion, n'aboutirait qu'à prolonger le processus de l'adolescence bien au-delà du temps normal et à nous maintenir dans un état perpétuel d'insécurité et de crainte.

Laissons le Seigneur nous libérer de ces chaînes qui nous relient encore à l'adolescence, entravant notre moi profond.

Prière

Seigneur Jésus Christ, je te demande de retourner à cette période de ma vie, située entre l'enfance et l'âge adulte, qu'on appelle l'adolescence, et de me guérir de tout souvenir douloureux concernant cette période. Que la lumière de ton Esprit éclaire les recoins obscurs de mon être pour révéler les zones douloureuses nécessitant encore purification et libération.

Si certains de mes comportements passés me causent encore des sentiments de honte et de gêne, je te prie, Jésus, de me laver de ma culpabilité par ton précieux sang qui a été répandu pour le pardon de mes péchés. S'il était utile que je reçoive l'absolution sacramentelle, je te prie de me donner la force de confesser mes fautes. Quelle que soit la façon dont je me sente souillé, je te rends grâce pour ton amour purificateur qui me rend plus blanc que la neige.

Jésus, je te demande de me libérer de tout sentiment de rejet vécu durant cette période de ma vie : toutes les fois où je me suis senti exclu du groupe, humilié ou ridiculisé, où l'on m'a fait sentir ma différence. Aide-moi à croire que j'appartiens réellement au royaume des cieux qui ne fait aucune distinction entre les personnes, où toutes se sentent acceptées. Que je voie l'image que tu as de moi ; par toi, je suis rendu digne de la vie éternelle ; ainsi, je deviens un digne membre de la communauté de Dieu. En me montrant à qui j'appartiens vraiment, apprends-moi à ne plus demander : « Qui suis-je ? », mais « À qui suis-je ? ».

Jésus, de nombreux conflits m'ont opposé à mes parents au cours de mon adolescence. Nos volontés se sont heurtées dès que j'ai tenté de me détacher de leurs valeurs et de vivre ma propre vie. Je sais que c'est là une des caractéristiques de l'adolescence, mais je te demande d'apaiser les souvenirs douloureux des discussions et mésententes qui nous ont blessés et qui n'ont jamais été réglées de façon adéquate. Je garde peut-être encore au fond de moi de la rancœur due à leur discipline excessive, leurs réflexions désobligeantes. Si cette réconciliation nécessite que je leur écrive, que je leur téléphone ou que j'aille leur rendre visite, donne-moi le courage de faire les premiers pas qui me conduiront à la sérénité.

Aide-moi à ne plus blâmer les autres pour les échecs que j'ai connus, et à commencer d'assumer la responsabilité de ma conduite. Conduis l'adolescent rebelle que je fus au pied de ta croix, prêt à s'abandonner à tes soins, et que je cesse de toujours dire : « J'aime mieux le faire moi-même. »

Jésus, je te remercie pour l'amour que tu me témoignes en plaçant cette période de ma vie dans la chaleur de ta présence. Je sais que si je demeure près de toi, tu continueras ce processus de guérison.

Amen.

7
L'âge adulte

Nous voici enfin arrivés à l'âge adulte, prêts pour la vie ! (Comme si nous n'avions pas encore vécu durant les stades antérieurs de notre développement.) En dépit de toutes nos dénégations, nous n'avons pas vraiment accompli notre croissance, et nous ne la terminerons jamais. Cette phrase que l'on entend souvent : « S'il vous plaît, soyez patient, Dieu n'en a pas encore terminé avec moi », pourrait aussi bien s'appliquer à l'âge adulte qu'aux autres périodes de la vie.

Cette dernière étape est la plus longue de notre vie. Selon de récentes statistiques, une personne âgée de 25 ans peut espérer vivre encore au moins une cinquantaine années sur cette terre. Ce laps de temps ne se résume pas à une existence passive dans le domaine émotionnel, mais offre au contraire de riches perspectives de développement affectif et spirituel à ceux qui optent pour une évolution constante.

De nombreuses caractéristiques de l'âge adulte nous rendent plus conscients du monde qui nous entoure. À mesure que nous nous détachons des liens familiaux, que nous nous intégrons au monde du travail, que nous commençons à établir des relations durables, il faut faire des choix, affronter des problèmes nouveaux et assumer de nouvelles responsabilités. Nous nous heurtons aux contingences quotidiennes de la vie d'adulte, nous apprenons à faire face aux problèmes relationnels, nous assumons enfin la responsabilité de nos actes ; tout cela s'avère extrêmement bénéfique pour notre développement émotionnel et spirituel. L'âge adulte nous offre maintes occasions de suivre l'exemple de Jésus qui « croissait en sagesse, en taille et en grâce devant Dieu et devant les hommes » (Lc 2, 52) en acceptant de se soumettre au processus qui le conduirait à la maturité.

Les luttes que nous devons subir durant cette période de la vie peuvent nous rapprocher de Dieu et des autres. Si la vie ne présentait aucune difficulté, nous risquerions de devenir auto-suffisants et de nous enfermer dans notre petit univers, sans plus jamais oser en sortir pour découvrir les forces cachées en nous. En acceptant de poursuivre notre croissance, affrontant les souffrances intérieures et les conflits extérieurs, nous pouvons enfin faire la lumière en nous. Le monde d'aujourd'hui ne veut malheureusement pas toujours admettre la nécessité d'affronter la réalité ; l'on trouve une échappatoire dans la drogue, l'alcool et la débauche. Ces palliatifs n'apportent ni paix, ni joie, ni amour à notre monde ; ils ne font qu'occulter les symptômes du malaise et retardent la guérison dont nous avons tous besoin.

Il semble vain d'espérer accéder à la maturité émotionnelle et spirituelle sans avoir connu la souffrance. Mais on nous a endoctrinés avec le mythe de la réussite matérielle, et nous nous sentons profondément perturbés lorsque nous avons à affronter des épreuves. La plupart des contes pour enfants concluent : « Ils vécurent heureux pour toujours »...

nous n'attendons donc que joie de notre vie d'adulte. Si notre mariage n'est pas parfaitement heureux, si le métier que nous avons choisi ne correspond en rien à ce que nous en attendions, nous aurons tendance à fuir nos problèmes et à trouver une compensation. Parce que nous sommes totalement imprégnés du mythe du bonheur, nous nous persuadons que tous les gens qui nous entourent – amis, voisins et collègues de travail – sont absolument comblés par la vie qu'ils mènent.

L'homme d'affaires, le leader spirituel, la jeune fille qui veut absolument faire carrière : aucun d'entre eux ne peut prétendre être parfaitement heureux. Tous ont le même besoin, le même désir de se réaliser. Nous sommes généralement convaincus que les problèmes que nous affrontons dans notre vie d'adulte dénotent une certaine instabilité, alors qu'ils ne sont en fait que des périodes intermédiaires nécessaires à notre évolution. Cet état d'esprit nous pousse à un comportement fallacieux, car nous sommes persuadés qu'il y a en nous quelque chose qui ne tourne pas rond. Nous feignons alors de nous suffire à nous-mêmes et fuyons de plus en plus les situations qui pourraient nous permettre d'évoluer.

La crainte que nos doutes et notre trouble intérieurs soient révélés aux autres est telle que nous recourons à toute une panoplie de subterfuges pour éviter les confrontations. Le portrait de la mère que Mary Tyler Moore présente dans le film *Ordinary people* illustre parfaitement ce type de refus. Pour fuir la vérité, l'héroïne préfère se séparer de son mari et de son fils plutôt qu'accepter la franche confrontation qu'ils lui proposaient. Un tel comportement, qui tend à délibérément ignorer les problèmes qui sont les nôtres, est totalement utopique ; nous pouvons transformer le décor, mais notre moi profond demeurera inchangé.

Accepter de partager avec notre entourage ce que nous vivons intérieurement peut nous aider à grandir. Si nous avons au moins une personne, un conjoint ou un ami, avec qui partager nos pensées et nos sentiments les plus intimes, nous bénéficierons de force et de soutien dans les moments de doute et d'incertitude. Les femmes, généralement, tissent beaucoup plus facilement ce type de relations amicales.

Une récente série d'articles traitait des tristes conditions de vie de certaines personnes âgées de St-Petersburg (Floride) ; des heures durant, les hommes se côtoyaient silencieusement sur le même banc d'un parc, sans jamais tenter de communiquer, alors que les femmes bavardaient inlassablement. Ces bavardages ne prouvent bien évidemment pas une relation durable, mais ils n'en constituent pas moins l'amorce d'un échange.

Autrefois, la structure familiale était différente : grands-parents, tantes, oncles et cousins vivaient tous dans la même région et pouvaient donc s'entraider. Dans la société contemporaine, la mobilité des populations entrave généralement le développement de telles structures. Selon une recherche menée à l'Université Harvard, les jeunes expliquent essentiellement leur appartenance à des sectes telles que les Moonies ou Hare Krishna par le besoin qu'ils ressentent d'appartenir à une communauté unie. Véritable défi lancé aux sociétés religieuses et laïques, ce besoin est, sans conteste possible aujourd'hui, ancré dans le cœur de chacun.

Dans son livre intitulé *The broken heart* [1], le docteur James Lynch, professeur de psychologie à l'Université du Maryland, déclare que le seul fait d'apprendre à partager la vie des autres peut avoir des répercussions sur notre physiologie. Usant d'une technique de pointe, il examina trois cents patients souffrant de troubles coronariens ; il découvrit à sa grande surprise que le simple fait de toucher le malade pour prendre son pouls entraînait une normalisation du rythme cardiaque. Le docteur Lynch poursuivit ses recherches dans plusieurs unités de soins coronariens ; il put ainsi rassembler une documentation importante qui le convainquit de l'influence bénéfique d'une présence humaine dans le processus de guérison. Il écrit : « La solitude, l'isolement social, ou la perte d'un être cher, sont les principaux responsables des morts prématurées, tout particulièrement dans le domaine des maladies cardiaques, qui représentent la première cause de mortalité dans notre pays. Chaque année, des millions d'êtres humains meurent – littéralement – le cœur brisé de solitude. »

Les relations que nouent entre eux les êtres humains s'avèrent en fait absolument vitales. Les médias nous enjoignent constamment de surveiller notre alimentation, de faire de l'exercice, de cesser de fumer et de consulter le médecin régulièrement, mais l'on dédaigne généralement le fait qu'un manque d'amour puisse altérer notablement notre état

---

[1] Basic Books, Inc., New York, 1977.

de santé. Bien au contraire, l'on tente de nous convaincre de « faire ce qui nous plaît », sans nous soucier des autres, à moins que cela ne soit absolument nécessaire.

Il arrive souvent que nous esquivions les rapports aux autres après avoir été profondément blessés par l'échec d'un mariage ou par la mort du conjoint. La fin d'une grande amitié peut, elle aussi, nous pousser à la solitude, à protéger résolument notre moi profond des intrusions des autres. Résolus à ne plus vivre de telles expériences, nous érigeons alors de solides remparts pour nous protéger de l'amour et de la vie.

Ce refus de l'amour de nos semblables rend plus difficiles nos rapports avec Dieu car « celui qui n'aime pas son frère, qu'il voit, ne saurait aimer le Dieu qu'il ne voit pas » (1 Jn 4, 20). Il est très difficile d'ouvrir notre cœur à Dieu quand nous ne pouvons ou ne voulons pas l'ouvrir à d'autres êtres humains. Il faut parfois l'intervention apaisante de Jésus pour soulager la souffrance causée par certaines séparations ; nous pourrons alors supporter l'idée de redevenir des êtres vulnérables. Nous avons besoin de l'amour miséricordieux de Dieu pour nous aider à pardonner à ceux qui nous ont rejetés.

Souvent, au cours de notre vie d'adulte, la solitude, la frustration et la douleur s'emparent de nous car nous avons l'impression que personne ne comprend ce que nous vivons. Nous pouvons alors nous cantonner dans notre solitude, blâmant Dieu et le monde entier, ou, en revanche, décider de nous ouvrir à une vie nouvelle en confiant nos affres au

Seigneur, et lui demander de tirer du bien de notre souffrance.

Jésus suppliait sans cesse ses disciples d'« avoir foi en Dieu », les exhortant à croire que le Père céleste les assisterait dans leurs épreuves. Le mot « foi » signifie littéralement « faire confiance », ce qui implique une attitude d'ouverture et d'abandon à sa présence, en lui confiant l'être imparfait que nous sommes.

Notre confiance disparaît parfois lorsque nous perdons toute illusion concernant certains de nos choix passés ; nos espoirs ne se sont pas concrétisés, nos rêves ne se sont jamais réalisés ; nous ressentons un profond sentiment de frustration, de découragement.

Je me rappelle avoir prié avec une femme qui éprouvait une grande difficulté à se remettre de son divorce. De récentes recherches démontrent que le stress associé au divorce peut être plus grave que celui lié à la mort du conjoint. Les deux circonstances causent de la peine, mais le divorce se complique d'un sentiment d'échec accablant qui perturbe totalement l'image qu'une personne peut avoir d'elle-même. Dans le cas précis de cette femme, le mariage a été dissous et annulé par l'Église à cause de l'infidélité du mari. Elle s'avérait pourtant incapable de se libérer d'un sentiment persistant de culpabilité. Elle s'accusait continuellement d'avoir provoqué la rupture et il lui fallut des mois de soins constants et la présence affectueuse de ses parents et amis avant qu'elle ne puisse enfin se pardonner et se sentir à nouveau aimée.

Le soutien affectueux de ceux qui nous entourent, en nous permettant d'exprimer nos sentiments de solitude et de souffrance, peut notablement accélérer le processus de guérison. Lorsqu'il nous semble nous enliser dans notre désespoir, incapables de démêler tous les aspects du problème qui nous touche, il nous arrive parfois de faire montre d'agressivité envers les autres et envers nous-mêmes. Jésus a promis de « réconforter ceux qui pleurent », mais il faut du temps au cœur pour trouver la paix.

J'ai parfois prié avec des personnes traumatisées par la perte de leur emploi et les sentiments d'inutilité et d'infériorité qui les assaillaient alors. L'une d'entre elles s'avérait totalement incapable de se lancer à la recherche d'un nouvel emploi à cause de l'état de dépression extrême engendré par son renvoi. Seule la grâce du Seigneur réussit à lui insuffler le courage nécessaire pour surmonter ses peurs et d'essayer à nouveau. Il obtint finalement une situation beaucoup plus adaptée à ses capacités.

Les sentiments de perte dus au départ de nos enfants peut, lui aussi, marquer cruellement certains d'entre nous. La vie des parents est en grande partie focalisée sur la sollicitude constante dont ils entourent leurs enfants, et la disparition de cette responsabilité – même si la pression s'en trouve allégée – crée un vide. Les parents ont alors l'impression que leur vie n'a plus de sens, qu'ils n'ont plus aucune utilité en ce monde.

Depuis quelques années, il me faut moi-même affronter ce tourment. Trois de nos enfants se sont installés ailleurs ; un autre est parti au collège, et le plus jeune terminera ses études secondaires à la fin de ce mois. En dépit des multiples activités qui remplissent mon existence, j'ai éprouvé une grande difficulté à me réaliser hors de mon rôle de mère. J'ai eu plus de joie et de satisfaction en me dédiant à mes cinq enfants que je n'aurais pu en espérer en n'importe quel autre contexte, et je suis très reconnaissante de les savoir toujours si proches de nous.

Lors de ces séparations, Ben et moi avons décidé de tenter d'analyser nos sentiments et de découvrir les conséquences qui en découleraient pour notre mariage. Nous avons passé beaucoup de temps dans la prière, à l'écoute de Dieu et de nous-mêmes. Sur le mur de notre salon est suspendue une plaque qui nous a été offerte lorsque les enfants ont commencé à quitter le nid. Son message nous a apporté beaucoup de réconfort : « Il y a deux choses durables que nous pouvons léguer à nos enfants : des racines et des ailes. » Pour les racines, c'est facile ; mais les ailes, quel défi !

Nous avons tous subi des déceptions, devant certains rêves qui ne se sont pas réalisés, certains espoirs qui ne se sont pas concrétisés. S'est alors imposé à nous un choix : abandonner toute velléité d'évolution – personnelle, familiale ou sociale –, ou bien nous tourner vers le Seigneur en lui demandant des forces nouvelles et le courage de persévérer. Les soucis et les moments critiques de la vie d'adulte peuvent nous enseigner à accepter nos imperfections et celles des autres, à ne pas espérer l'impossible de notre conjoint, de nos enfants et de nos amis. L'amour implique toujours un risque de souffrance puisque personne, hormis le Seigneur, ne peut nous aimer parfaitement.

J'ai récemment pris connaissance d'une citation attribuée au journaliste Phil Donohue : « Il y a en fait trois étapes dans l'engagement, déclare-t-il. Il y a le stade du plaisir, celui où l'on dit : " C'est passionnant ! " Vient ensuite la période d'intolérance envers ceux qui ne partagent pas notre avis. Puis, finalement, l'on en arrive à réaliser qu'on ne changera pas la face du monde. C'est alors que se révèlent les saints, les gens qui persévèrent au lieu de fuir lâchement, ceux qui acceptent résolument la lutte. »

Il nous faut demander à Jésus l'octroi de nouvelles grâces qui nous donneront l'espérance pour affronter le désespoir qui parfois nous paralyse. Il est souvent plus facile de succomber aux ténèbres en fuyant les difficultés plutôt que de permettre au Seigneur de nous ouvrir au monde en nous efforçant de correspondre à son dessein pour notre vie. Ce n'est qu'en laissant l'Esprit Saint nous apporter l'espoir et nous insuffler un courage constant que nous pourrons oser affronter les tensions du monde actuel. Prenons chaque jour des temps de silence pour écouter la voix de Dieu, et nous pourrons alors voir le monde à travers lui et non plus avec notre vision limitée. « Car nous voyons, à présent, dans un miroir, en énigme, mais alors ce sera face à face. À présent, je connais d'une manière partielle ; mais alors je connaîtrai comme je suis connu » (1 Co 13, 12).

Si nous marchons dans la lumière de Jésus Christ alors qu'il nous conduit à travers les étapes de la vie, nous pourrons détruire les obstacles qui nous empêchent d'atteindre la vie nouvelle qui est promise dans la Parole de Dieu. Jésus ne nous a jamais trompés en prétendant que le chemin serait facile ; il nous a dit qu'il nous faudrait porter notre croix tout comme il l'a fait. Mais il nous a offert le soutien de son amour au moindre de nos appels. C'est à nous qu'incombe la responsabilité de « chercher, frapper et trouver » ; mais il nous fournira alors les réponses.

Prière

Seigneur Jésus Christ, je te demande de bénir ces parties de ma vie d'adulte qui ont besoin d'être transformées, afin que ta présence se manifeste dans tout ce que je fais. Fais-moi le don de la foi pour que je puisse croire que tu connais tout de ma vie. Aide-moi à croire que je peux te confier ma vie car « tu ne brises pas le roseau froissé, tu n'éteins pas la mèche qui faiblit » (Is 42, 3).

Seigneur, j'ai connu dans ma vie d'adulte des moments de souffrance qui entravent mon ouverture à toi et aux autres. L'échec de mon mariage m'a blessé et rendu amer ; la mort d'un proche a pu me remplir de chagrin ; une amitié brisée a pu me rendre solitaire ; le départ des enfants a pu créer un grand vide.

Jésus, que l'amour de ton Sacré-Cœur apaise mon cœur blessé ; opère en moi, au sens mystique du terme, une véritable transplantation de cœur. Tu as promis que si je venais à toi avec mes lourds fardeaux, tu me donnerais le repos car « ton joug est aisé et ton fardeau léger » (Mt 11, 30). J'admets m'être laissé submerger par mes responsabilités et les pressions de la vie quotidienne ; laisse-moi accepter enfin de confier mon être tout entier, les aspirations qui sont les miennes, à tes soins compatissants.

Jésus, la souffrance a souvent laissé le cynisme et le doute envahir mon esprit. Je me suis senti désespéré et accablé, incapable de voir le monde par tes yeux. Aide-moi à croire à la vérité de ta parole : « Car voici que je vais créer des cieux nouveaux et une terre nouvelle, on ne se souviendra plus du passé, il ne reviendra plus à l'esprit. Mais soyez pleins d'allégresse et exultez éternellement de ce que moi, je vais créer » (Is 65, 17-18).

Seigneur, insuffle en moi une nouvelle espérance afin que je puisse croire, même quand je ne vois aucune preuve, que tu apportes la bonté dans ma vie.

Jésus, je n'ai pu réaliser certains de mes rêves, certaines de mes aspirations, mais je reconnais qu'il est stérile de toujours se référer au passé et de rêver à l'avenir. Aide-moi à vivre dans l'instant présent. Je désire discerner ta présence dans la douleur comme dans la joie, car je sais que tu peux tirer du bien de la situation la plus pénible.

Dans ta miséricorde, donne-moi le courage et la force de persévérer dans mon désir de briller pour toi, aussi ténue que soit cette lumière. Je sais que mon Père du ciel voit tout ce qui se fait dans le secret ; il n'ignore aucune de nos prières sincères, aucune de nos bonnes actions. Chaque petite bougie participe à l'illumination de la terre et nous rend plus proche le royaume du Père.

Jésus, je sais que l'évolution de mon moi profond requiert du temps, de la patience et une ouverture à ta présence. Je te remercie pour ton amour qui, de bien des manières déjà, me permet de croître en sorte « que le Christ habite en mon cœur par la foi ». Ainsi, « enraciné, fondé dans l'amour », avec tous les saints, je recevrai « la force de comprendre ce qu'est la Largeur, la Longueur, la Hauteur et la Profondeur, je connaîtrai l'amour du Christ qui surpasse toute connaissance, et j'entrerai par ma plénitude dans toute la Plénitude de Dieu » (Ep 3, 17-19).

Amen.

Épilogue

VOICI PLUSIEURS ANNÉES, lors du discours inaugural d'une université américaine, le docteur Albert Schweitzer déclara à l'assistance : « Je ne peux augurer de ce que sera votre vie, mais j'éprouve l'intime conviction que seuls accéderont au bonheur ceux d'entre vous qui auront su se mettre au service des autres. »

Je voudrais paraphraser sa pensée pour l'appliquer à la pratique de la guérison intérieure : J'ignore si la lecture de ce livre a permis à certains d'entre vous d'accéder à une liberté nouvelle par l'amour de Jésus Christ, mais j'éprouve l'intime conviction que seuls progresseront ceux qui auront su se mettre au service des autres.

Nous ne pouvons prétendre à la paix de l'esprit et du cœur en nous repliant sur nous-mêmes, en nous inquiétant constamment pour notre état physique et mental. Le seul moyen de conserver l'amour de Jésus est de le partager avec les autres. En cherchant à apaiser les souffrances de ceux qui nous entourent, nous verrons les grâces affluer dans notre vie, et nous demeurerons fermes dans la volonté du Seigneur.

En lavant les pieds de ses disciples, Jésus déclara : « C'est un exemple que je vous ai donné, pour que vous fassiez, vous aussi, comme moi j'ai fait pour vous » (Jn 13, 15). Accepter de laver les pieds des autres est aussi déterminant pour notre vie spirituelle que cela l'a été pour les apôtres. Nous ne pourrons évoluer si nous refusons de nous mettre au service des autres.

Il existe d'infinies possibilités de se mettre au service des autres mais, si nous cherchons à nous conformer aux voies du Seigneur, il nous indiquera de quelle manière nous pouvons répandre sa lumière dans le monde. Nos œuvres de miséricorde passeront peut-être inaperçues aux yeux du monde, mais notre Père, qui voit dans le secret, nous le rendra (Mt 6, 4).

Ce n'est pas l'ampleur de nos actes qui importe, mais notre façon de les accomplir. Consoler ceux qui pleurent, écouter l'enfant meurtri, visiter les personnes âgées, prendre soin des malades... autant de manières de mourir à soi-même en nous ouvrant aux autres.

En nous comportant ainsi, nous pouvons réellement espérer découvrir notre moi caché... en Jésus.

Un mot de l'Éditeur

La plus grande joie de l'éditeur, c'est de réaliser qu'un volume a répondu à l'attente profonde du lecteur, qu'une phrase a réussi à redonner espoir, qu'un mot a déclenché une démarche de rencontre avec Celui qui est la source de toute guérison.

Nous avons édité ce volume parce que nous savons qu'aujourd'hui encore beaucoup d'hommes et de femmes sont étouffés par des blessures cruelles qui empêchent de respirer et de vivre. Nous croyons profondément en la promesse de Jésus Christ de transformer toute mort en résurrection. Il est celui qui connaît l'origine de toute souffrance, celui qui mesure la peine de tout blessé, celui qui devient baume qui cicatrise, amour qui console et guérit.

Pour toi qui viens de terminer la lecture de *Vivre la guérison intérieure*, nous te proposons de poursuivre personnellement et dans l'intimité une lecture de ta propre vie.

Prends le temps d'écrire tes réponses. Prends le temps d'un silence pour écouter ton propre cri... et pour entendre la Parole qui comprend, qui éclaire, qui conduit au pardon, qui redonne la Vie.

Anne Sigier, éditeur

Dans ta vie, quel est l'événement qui t'a fait le plus souffrir ?
...qui t'a fait perdre confiance en toi ?
...qui t'a fait désespérer de la vie ?
Quel est le mot qui t'a le plus blessé ?

Devant ta souffrance, comment réagis-tu ? Cherches-tu à la fuir ? De quelle façon ?

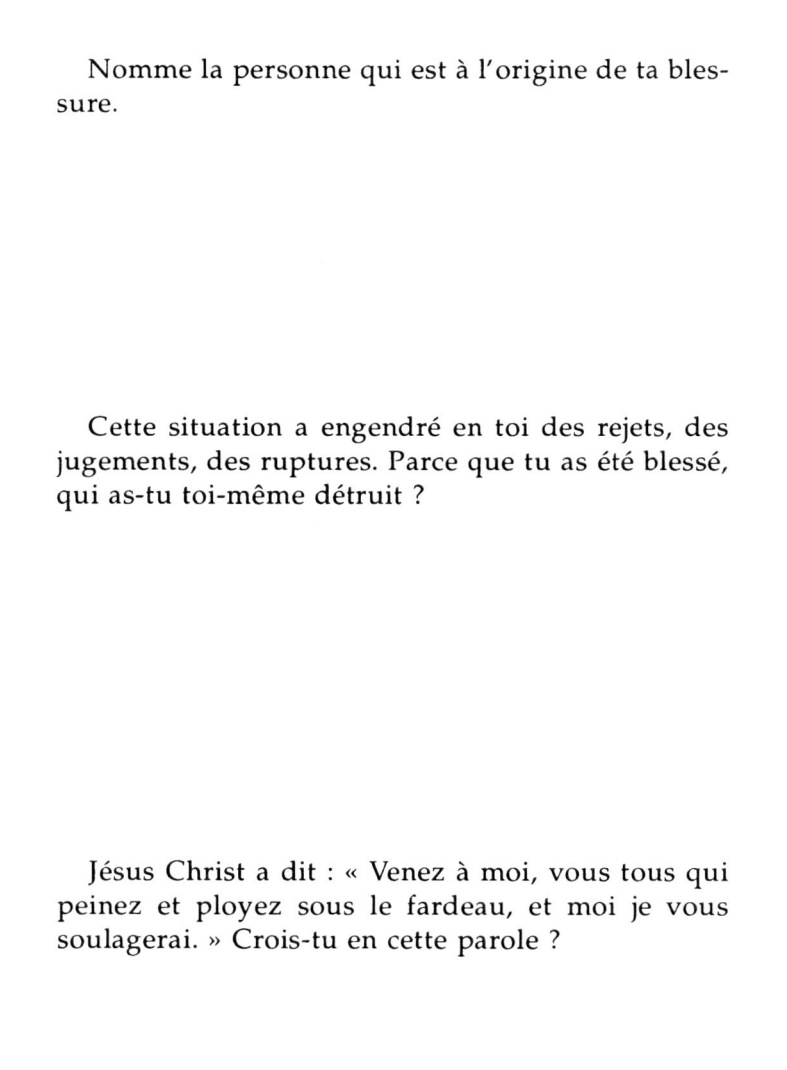

Nomme la personne qui est à l'origine de ta blessure.

Cette situation a engendré en toi des rejets, des jugements, des ruptures. Parce que tu as été blessé, qui as-tu toi-même détruit ?

Jésus Christ a dit : « Venez à moi, vous tous qui peinez et ployez sous le fardeau, et moi je vous soulagerai. » Crois-tu en cette parole ?

As-tu expérimenté que Jésus Christ est capable de venir t'aider à pardonner si tu lui demandes ? Et que le pardon est à l'origine de toute guérison ? Nomme la ou les personnes qui t'ont blessé et demande à Dieu de te donner la force de leur pardonner.

Et maintenant, écoute :

Toi que j'ai choisi, toi que je soutiens,
sois sans crainte, reviens à moi.
C'est moi qui vais marcher devant toi,
je vais répandre de l'eau sur le sol assoiffé,
plus jamais tu ne seras humilié.
Je suis le Seigneur ton Dieu, un Dieu juste
 et sauveur,
tourne-toi vers moi et tu seras sauvé.
Je suis ton défenseur, les chaînes sont tombées
 de ton cou.
Dans un amour éternel, j'ai eu pitié de toi.
Les montagnes peuvent s'écarter,
les collines chanceler,
mon amour ne s'écartera pas de toi,
mon alliance de paix ne chancellera pas,
je suis le Seigneur qui te console.
(du livre d'Isaïe)

C'est à toi que Dieu parle aujourd'hui, écoute et laisse-toi habiter par ces mots. Ensuite, tu pourras, dans une prière très simple, confier à Dieu tes blessures, lui offrir ta propre souffrance et répondre à son amour.

Appendice

Textes utiles à une méditation de guérison

Ancien Testament

Ps 51 : Le pardon des péchés
Ps 103 : Dieu est amour
Ps 139 : Psaume de guérison intérieure
Is 41, 8-13 : Confiance en Dieu
Is 43, 1-7 : L'amour du Père
Is 49, 14-16 : La tendresse du Père
Is 53, 1-5 : Le serviteur souffrant
Is 57, 14-19 : La promesse de guérison
Is 62, 1-5 : Le Père s'unit à nous
Jr 31, 31 : La nouvelle Alliance
Ez 36, 24-28 : La promesse de la vie transformée
Os 11, 1-4 : La caresse du Père
So 3, 11-20 : La joie du Père

Nouveau Testament

Mt 11, 28-30 : La libération de nos fardeaux
Mc 10, 13-16 : Devenir comme un enfant
Lc 4, 18 : La mission de Jésus
Lc 11, 9-13 : Efficacité de la prière
Jn 5, 24 : La promesse de la vie éternelle
Jn 14, 27 : Le don de la paix
Jn 15, 15 : L'amitié de Jésus

Épîtres

Rm 8, 14-17 : Enfants du Père
Rm 8, 38-39 : La protection divine
1 P 2, 9 : Le sacerdoce des croyants
Ap 21, 1-8 : La Jérusalem céleste

Table des matières

	Introduction	9
1	Préparation	23
2	La période prénatale	29
3	La naissance	41
4	La petite enfance	55
5	L'enfance	73
6	L'adolescence	93
7	L'âge adulte	111
	Épilogue	125
	Appendice	127

MARQUIS

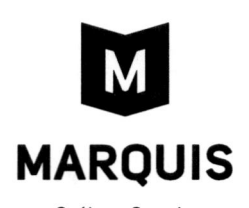

Québec, Canada

It starts today! Find your balance. Find your passion. Find your true self. Motherhood is only part of who you are.

You got this! Just believe!

Suggestions for further reading
- McVittie, Michelle. "Mom the Manager." Mom the Manager. https://momthemanager.ca/.
- Bernstein, Gabrielle. *Judgment Detox: Release the Beliefs That Hold You Back from Living a Better Life*. New York, NY: North Star Way, 2018.
- Bernstein, Gabrielle. *The Universe Has Your Back: How to Feel Safe and Trust Your Life No Matter What*. London: Hay House, 2016.
- Jovanovic, Maja. *Hey Ladies, Stop Apologizing: New 2017-2018 Edition*. S.l.: ROCKS MILLS PRESS, 2017.
- Kolari, Jennifer. *Connected Parenting: How to Raise a Great Kid*. Toronto: Penguin Canada, 2010.
- Kolari, Jennifer. *"You're Ruining My Life!" (but Not Really): Surviving the Teenage Years with Connected Parenting*. Toronto: Penguin, 2011.
- Kondō, Marie. *The Life-changing Magic of Tidying Up: The Japanese Art of Decluttering and Organizing*. North Charleston, SC: CreateSpace Independent Publishing Platform, 2016.
- LaPorte, Danielle. *The Desire Map: A Guide to Creating Goals with Soul*, 2012.

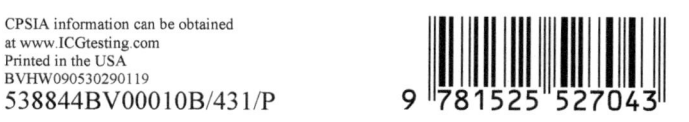

CPSIA information can be obtained
at www.ICGtesting.com
Printed in the USA
BVHW090530290119
538844BV00010B/431/P